ドイツの歯科医療システム

System der zahnärztlichen Versorgung in Deutschland

著：Burkhard Tiemann
　　David Klingenberger
　　Michael Weber
訳：下野　正基

財団法人　口腔保健協会

Band 28

Burkhard Tiemann, David Klingenberger, Michael Weber

System der zahnärztlichen Versorgung in Deutschland

The System of Dental Care in Germany

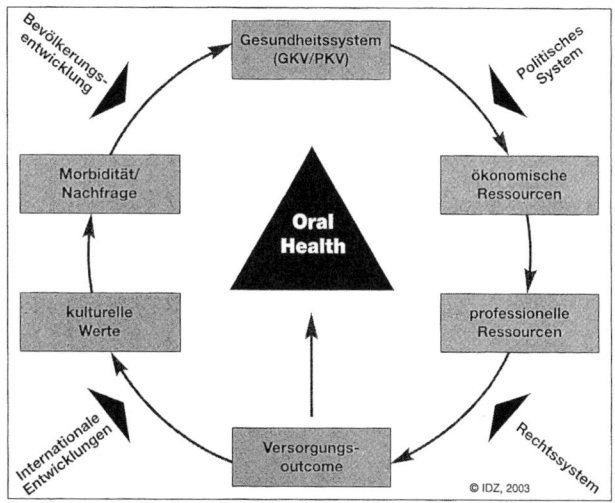

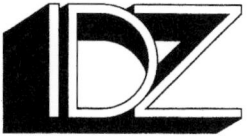

INSTITUT DER DEUTSCHEN ZAHNÄRZTE

Autoren:

Prof. Dr. jur. Burkhard Tiemann
Professor für Verwaltungs- und Sozialrecht sowie Sozialmanagement
Geschäftsführender Direktor
Institut der Deutschen Zahnärzte/Köln

Dr. rer. pol. David Klingenberger
Wissenschaftlicher Referent, Projektleitung Gesundheitsökonomie
Institut der Deutschen Zahnärzte/Köln

Dr. rer. publ. Michael Weber
Geschäftsführer
Kassenzahnärztliche Bundesvereinigung/Köln

Übersetzung:

Philip Slotkin, M.A. Cantab. M.I.T.I.
London

Redaktion:

Dorothee Fink
Institut der Deutschen Zahnärzte/Köln

Bibliografische Informationen Der Deutschen Bibliothek
Die Deutsche Bibliothek verzeichnet diese Publikation in der
Deutschen Nationalbibliografie; detaillierte bibliografische Daten
sind im Internet über http://dnb.ddb.de abrufbar.

ISBN 3-934280-63-3

Das Werk ist urheberrechtlich geschützt. Jede Verwertung in anderen als
den gesetzlich zugelassenen Fällen bedarf deshalb der vorherigen schriftlichen Genehmigung des Verlages.

Copyright © by Deutscher Zahnärzte Verlag DÄV GmbH
Köln 2003

序　文

　医療保険制度を改革する法案がドイツ国会に提出されたことがきっかけとなって，ドイツの歯科医療のあり方について，国民的なレベルでの議論が活発に行われた．補綴治療が公的医療保険の資金でまかなわれる治療リストに残るのか，除外されるのか．歯科治療が予算に基づく制度でまかなわれるのか，診断別に一定の補助金でまかなわれるのか．重点を置くのは，口腔の健康なのか，予防志向の歯科医療なのか．将来の需要と矛盾しない歯科医療制度の骨太の輪郭を形作らなければならない事態となった．こうした状況において，現行の医療制度による成果が必ずしもあがっていないことは明らかであり，現在われわれが置かれている立場から考えても，さまざまな点で改革が必要であることは明白である．

　開かれた議論をもとにして，適切に改革の必要性を論じるのであれば，事実に関するさらに詳細な知識が必要不可欠である．かつて本書「ドイツの歯科医療システム」の前身にあたる68ページの「小冊子1」が，1980年に出版された．旧「歯科医療研究所」（FZV）によるもので，同協会は，1986年にドイツ歯科医学会（IDZ）に吸収合併されたが，保健医療制度が今日のように異常なまでに複雑化するとは，当時は誰ひとりとして予想することができなかった．

　最初の小冊子を出版した目的は，非常に複雑化した法律と制度の諸々の関係を明らかにすることだった．この目的は，歯科医療システムに関するこの概説の中でも，多くの理由とともに，今もなお継続して追求されている．歯科医学の分野で働いたり学んだりするすべての人々のために，また医療分野に関する政策の立案者や，医師および歯科医師，マスメディアの代表者，保健医療とそのシステムを研究する人々のために，本書が良き手引書となることを期待している．

　英独2カ国語での説明は，ドイツの医療システムの特異性を内外に知らしめ，理解を深める一助となるに違いない．

　本書は，法律，経済，社会医学に関する内容によって，重層化され異なる学問分野にまたがった歯科医療体制を明確に解説している．保健医療制度の政策を立案する人々に広く読まれ，十分に理解されることを期待している．同時に，ドイツ歯科医学会（IDZ）出版の執筆者たちと，英訳者たちの効果的なチームワークに感謝の意を表したい．その成果は情報密度と読みやすさのバランスをとることに見事に成功していると思われる．

ユルゲン・フェダーヴィッツ博士（Dr. Jürgen Fedderwitz）
連邦保険歯科医協会（KZBV）代表およびドイツ歯科医学会（IDZ）共同経営委員会代表

ユルゲン・ヴァイトカンプ博士（Dr. Jürgen Weitkamp）
連邦歯科医師会（BZÄK）会長およびドイツ歯科医学会（IDZ）共同経営委員会代表代行

ケルン，2003年8月

翻訳にあたって

　3年前，宮武光吉先生（財団法人 口腔保健協会理事）から，厚生労働科学研究費補助金による総合的研究の中の，「諸外国の歯科医療需要に関する調査」を分担してほしいとの依頼を受けた．この調査と関連して，FDI理事で，前ドイツ歯科医師会会長Peter Engel先生が，ドイツの歯科医療事情についての良い本があるので送ってあげよう，といって送られてきたのが本書「System der zahnärztlichen Versorgung in Deutschland」であった．ぱらぱらみているうちに，これはぜひとも日本語に訳すべきだ，と思うようになった．

　この思いつきは，しかし，今から思えば大変無謀なことであった．社会制度や歯科医療制度についてまったくずぶの素人が手がけられるほど，簡単なことではなかった．いろいろなひとに迷惑をかけただけでなく，多くのかたがたのご協力をいただいてやっと出版にこぎつけることができた．翻訳にあたって心がけたのは，原文をできるだけ尊重しつつ，日本語として読みやすくすることであったが，至らぬ点や不適切な表現が多々あることと思う．読者諸賢のご教示を頂ければ幸いである．

　本書翻訳にあたり，貴重なアドバイスを頂いた宮武光吉先生，本書に記載されている固有名詞，社会保険および医療保険で用いる基礎的術語について丁寧にご教授下さった田中耕太郎先生（山口県立大学社会福祉学部教授），に対し深甚なる謝意を表したい．本書の翻訳権を快く許諾して頂いた著者のBurkhard Tiemann先生，またその仲介役を果たしてくれたPeter Engel先生に感謝する．

　本書出版にあたっては，厚生労働科学研究費補助金（医療技術評価総合研究事業）「新たな歯科医療需要等の予測に関する総合的研究」（主任研究者：宮武光吉），および日本歯科医師会生涯研修課の多大なる援助を得たことを，ここに明記し，感謝の意を表したい．翻訳作業中一貫して技術的な助力を惜しまなかった日本歯科医師会生涯研修課飯田朝子氏に感謝したい．

2008年10月

下野　正基

目　次

序　文
翻訳にあたって

Ⅰ．発展の歴史的経緯 ……………………………………………………… 1
1. 歯科医師専門職化の困難な過程 …………………………………… 1
2. 公的医療保険と歯科医療への影響 ………………………………… 6
3. 歯科医師とナチズム ………………………………………………… 9
4. 1945年以降の再編期 ………………………………………………… 10
5. 1970年代中期以降の立法 …………………………………………… 13
6. ドイツ再統一 ………………………………………………………… 13
7. 要　約 ………………………………………………………………… 14

Ⅱ．組　織 …………………………………………………………………… 15
1. 歯科分野における代表的な職業団体と学術団体 ………………… 15
2. 医療保健の保険者 …………………………………………………… 21
3. 共同自治：組織と国家機関 ………………………………………… 25
4. 要　約 ………………………………………………………………… 27

Ⅲ．歯科医の養成と歯科医業の実践 ……………………………………… 28
1. 学習コースと登録 …………………………………………………… 28
2. 助手としての仕事 …………………………………………………… 29
3. 卒後研修と生涯研修 ………………………………………………… 30
4. 診療所の開設と投資形態 …………………………………………… 31
5. 要　約 ………………………………………………………………… 33

Ⅳ．一般的な歯科治療および公的医療保険制度下での歯科治療の進展と構成 …… 34
1. 公的医療保険適用の歯科治療項目リスト ………………………… 36
2. 公的医療保険制度での歯科治療：契約と報酬のシステム ……… 37
3. 保険歯科医のための契約と報酬のシステム ……………………… 40
4. 歯科技工所作業を管理する規定 …………………………………… 43
5. 公的医療保険制度で実施される歯科治療の費用対効果と質の保証 …… 44
6. 私的歯科治療とその報酬 …………………………………………… 46
7. 治療に関連した歯科医の特別義務 ………………………………… 47
8. 報酬に関する歯科医師の権利 ……………………………………… 48
9. 要　約 ………………………………………………………………… 49

Ⅴ．マクロ構造データの国際比較 ………………………………………… 51
1. 保健医療費の国際比較 ……………………………………………… 51
2. 歯科治療費の国際比較 ……………………………………………… 53
3. 歯科医人口密度の国際比較 ………………………………………… 53
4. 要　約 ………………………………………………………………… 53

ix

Ⅵ. 構造上の問題 ··54
1. 組合協同体主義の構造 ···54
2. 歯科治療と契約の制度における構造上の問題 ··59
3. 歯科医師報酬に関する構造上の問題 ··63
4. 要　約 ··68

Ⅶ. 展　望 ··70
1. 複合的な福祉国家の制約下における独立専門職としての歯科医師 ··············70
2. 疾病率分布の変化 ··75
3. 歯科治療の未来形態のシナリオ ···79
4. 要　約 ··83

索　引 ··85

I. 発展の歴史的経緯*

　歴史的背景を知らなければ，ドイツにおける現在の歯科医療体制を容易に理解することはできない．このことは，システムの問題部分について特にいえることである．システムの評価と改革は，この国の保健政策に関して現在行われている議論の最大の問題点である．この章の内容は，歯科医療システムの発展の歴史的経緯と，19世紀から今日に至る主な組織（図1）を遡及したものである．これは，現在のシステムを継続的に説明し分析するための根拠となっている．

　ドイツにおける歯科専門職の歴史は，組織が重要な役割を果たす社会が出現して，福祉国家が発展した19世紀初頭にさかのぼる．その過程のロジックを決定づけたのは二つの歴史的潮流である．まず第一はドイツの歯科医師の専門職化の過程が困難な道のりであったことである．これは他の医業従事者と比較すると良くわかる．第二には，歯科関連組織が国家社会福祉制度へ統合される過程である．歯科医師専門職化の過程は，1950年代になって完結をみたが，この時期は「歯科技師」（Dentisten）や，大学教育を受けていない歯科医師の問題が最終的に解決したときである．また，組織化への道のりについての問題は今日も続いており，歯科医師法人の生存権と権限の範囲を問題にすることに特別な関心が払われている．

　19世紀から今日に至るまでのこれら二つの発展の歴史的経緯は，下記の通りである．

1. 歯科医師専門職化の困難な過程

　1800年を過ぎてようやく，歯科は職業としての重要性が認められるようになった．歯科医師を取り締まるもっとも古い規正法は，1811年のものである．フランクフルト大公国がフランスの影響下にあった時期に公布され，歯科医師を地方レベルで独自に権利を持つ専業者集団として認可したのは，この法律が最初であった．しかし，この認可は長く続かない運命にあった．法令は1817年にフランスの占領が終了すると廃止された．

　1825年に制定されたプロイセン医療規正法で初めて，歯科医師は「医療関係者」であると記述された．この中で，基礎的な試験と教育の必要性が規定された．しかし，当時のドイツを構成していた小さな州では，19世紀の半ばまで，歯科治療活動はほとんど無規制のままに行われていた．このために，歯科治療を提供する人たちは，2種類の競争相手にさらされていると考えていた．すなわち，十分な歯科関連知識を持っているという証拠を提出することができれば，大学で教育を受けた医師と，「第一級および第二級外科医」が，歯科治療をしても良いと認められていたからである．また，理容師や行商人などが歯科治療を行う「抜歯屋」が非常に多く存在し，彼らの治療の質は基本的に非常に問題が多かったのである．彼らの活動はおもに歯を抜くことであり，言い換えれば，痛みを取り除くだけの処置であった．19世紀半ばになるまで，治すことを目的とする処置法は重要視されることはなかった．

1)「独占的財産」というべき医療からの脱却

　それゆえ，19世紀の歯科専門職は2つの束縛からの解放を経験することとなった．すなわち，

---

*国民経済学士 Nadine-Michele Redjabo 氏（KZBV）に感謝する．
　この章は氏の助力により執筆された．

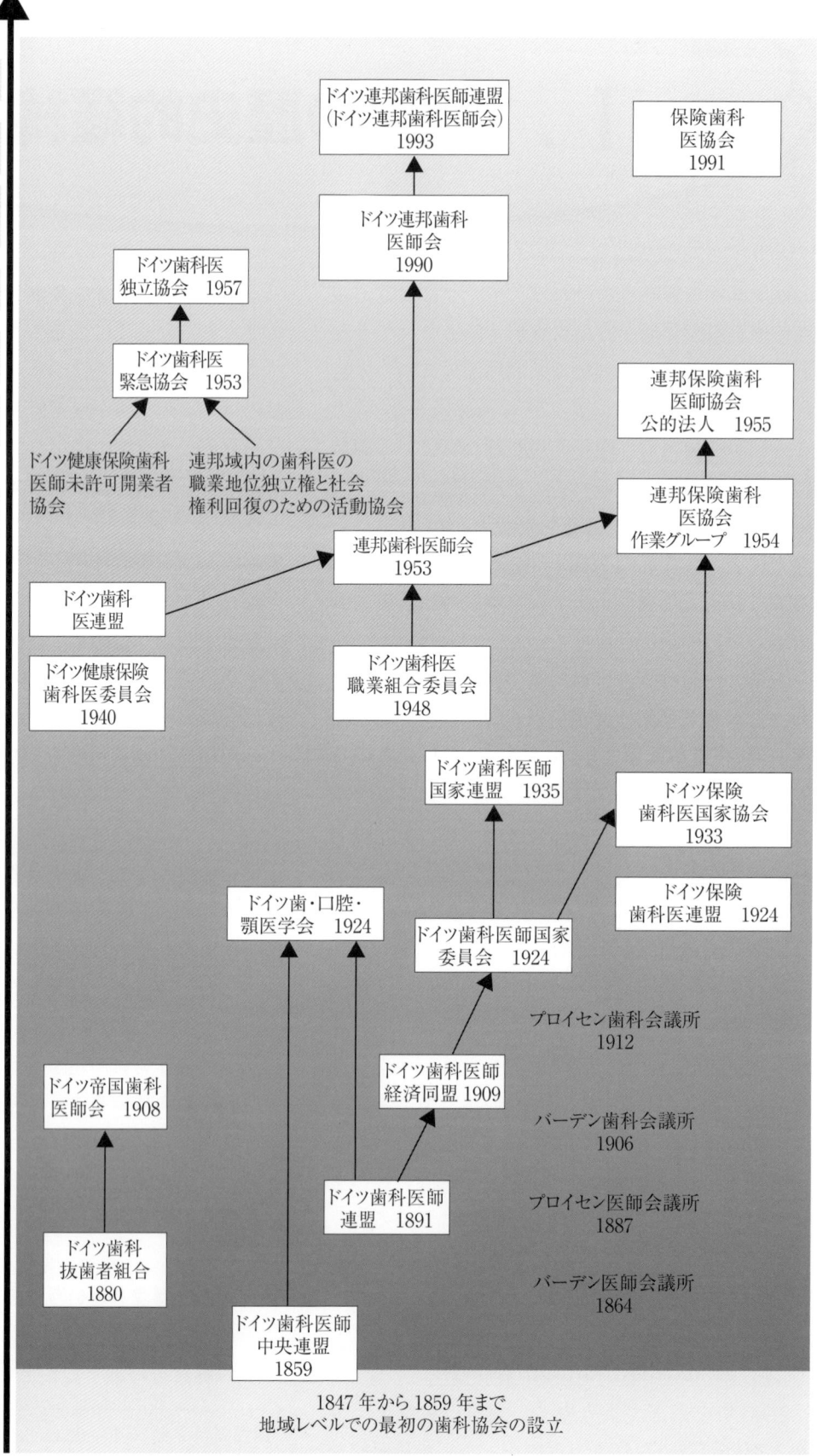

図1　協会・法人の設立，歴史順配列

独占的財産というべき医療からの脱却と，職業身分からの脱却が必要であった．

　医学分野において，歯科は外科の一部とみなされていた．歯科医師として開業するにあたり，大学で学んだ医師である必要も，第一級および第二級外科医（後者は特別な試験を要する）である必要もなかったことは，すでに述べた．もとは歯科助手でも，外科医としての称号が得られれば，自分で開業することができた．独自の権限を持つ医学の専門分野とみなされる歯科が確立するまでの道のりは，医師自身の手によって数十年間にわたって妨げられてきた．エックハルト・ホイザーマン（Ekkhard Häussermann）がかつて，「歯科医師は，大学で学んだ者も学んでいない者も，医学の仲間であるが，疑いの眼で見られている」と述べた．20世紀に入ってようやく，歯科医師と医師との関係は穏やかなものになった．医学の差別化と専門職化の絶え間ない発展があった後にはじめて，多くの医師が歯科治療から離れることになった．こうして，第一次大戦が終わる頃には，歯科や口腔医療の専門家に対する医師による競合は，あまり重要ではなくなった．

　1909年，歯科の学生は，哲学部から医学部に移され，結果としてアビトゥーア（高校卒業時の試験で，大学入学資格を証明する）に現在課されている試験規約が，歯学部に入学するための一つの条件となった．歯学が学術分野として最終的に認められ，医学部の中で一つの専攻分野として組織されるまでにはさらに数年を要した．1919年は，長く続いた苦闘の末の重要な分岐の年となり，同年に歯学博士号が導入された．歯科医師がワイマール共和国において医学と科学の知識階級として扱われるようになったのである．これにより，1920年代の間には，学術的教育を受けた歯科医師が継続的に増えていくこととなった．1925年までに，歯科医師の数は1920年と比べてすでに倍増し，9,173人となっていた．

2）商業的な地位からの脱却

　2番目の解放の道のりは，さらに困難をきわめた．この非常にゆっくりとした商業からの分離によって，結果として歯科治療が学術的職業へと発展したのであるが，この道のりはかなりの社会的葛藤を伴ったことが特徴である．19世紀には，医学的訓練を受けた専門家とは別に，資格もまちまちな「抜歯屋」が存在していた．19世紀後半，登録された歯科医師の数は，ドイツ全土の治療需要を満たすには不十分であった．それゆえに，緊急を要する治療（多くが抜歯）は，「抜歯屋」によって行われていた．

　未登録医師による最初の職業組合は，「ドイツ歯科抜歯者組合」（VdZK）であり，1880年に設立された．彼らの活動からすると，その組織は主に1869年から1872年の「治療の自由競争化」によって可能となったさまざまなインチキ医療に対する自己防衛を目的とするものであった．1869年，北ドイツ連邦により職業規定が最初に公布され，さらに1872年に新しく成立したドイツ帝国にも採用され，現代的な経済自由主義の気風を持つことがその特徴であった．関連科目の合格者に「医師」「歯科医師」といった専門職の称号を使う資格を与えるための試験制度を定めた．しかし同時に「治療の自由競争」制度のもとに，誰もが歯科治療を含むあらゆる治療を職業として実施する資格を持つことが法的に許されていた．

　学術的な訓練を積んだ歯科医師と技術志向の同業者（歯科技術者）とに二分化する矛盾の起源はこの時代であり，職業的権利の分断は，次の20世紀の中盤まで続くことになる．いずれにせよ，国によって支配された「治療の自由競争」は，歯科治療を職業とする者に強い専業組合意識を育ませ，公共政策における権益の表現をより明確にする結果となった．

3）専門職化過程における組織媒体としての団体設立

　1869年と1872年の職業規定が導入される以前にも，歯科医師の組合はすでに作られていた．1859年にベルリンで設立された「ドイツ歯科医師中央連盟」（Centralverein Deutscher Zahnärzte）は，それ以前からいくつかの地方都市に存在した有力グループを統合し，さらに「州歯科組合」へと発展させた．表向きの目的は，中央連盟の年次総会などを通じて，歯科医師間の専門科学知識の交流を促進することであった．出版物「ドイツ歯科医師中央連盟報告書」という専門誌は，1861年に「季刊ドイツ歯科医術」（Deutsche Vierteljahresschrift für Zahnheilkunde）へと改名し，専門職的な学術志向をより明確にした．

加盟しているそれぞれの「州」（Länder）に最初の歯科専門職の代表組織が形成されたものの，「訓練の問題」が中央連盟の最大の懸案であった．中央連盟は州に未登録の歯科医師に診療をやめさせ，誤解を招くような職業名の使用を禁じた．登録せずに歯科医業を営むものを排除しようとする中央連盟の方策は，結局うまく行かないことが判明した．たびたび議会へ請願書を出し，大学で学んでいない歯科医師がいる問題を世に問い改善を求めたが，成果はあがらなかった．当時の政治的理由は明白で，単に国内の人口から見て，治療の需要を確実にまかなうためには，歯科医師があまりにも少なすぎたのである．そのうえ，1883年以降，疾病金庫が設立され，金庫は，「Dentisten」（大学教育を受けていない歯科技師たち）の安い治療を選ぶ傾向があり，歯科技師（Dentisten）は，さまざまな点で安易に妥協したからである．歯科医師と歯科技師の両者を統合しようとして開催された1896年の「エアフルト総会」の試みもまた失敗に終わった．歯科技師のほうがよく組織されており，地方では数十年にわたって歯科技師が優勢であった．しかも重要なことは，とにかく治療が安かったのである．こうして，歯科の専門職化の議論は20世紀半ばまで活発に続けられることになり，1952年3月31日に「歯科診療法」が施行され，その結果2つの職業組合のグループが統合されることによって，ようやく終焉を迎えたのである．それまで2つのグループは，互いに和解しがたい敵として対立し，しばしば公開討論を開催して意見を戦わせていた．

19世紀と20世紀初頭では，歯科医師の専業組合は，組織として潜在的メンバーへの浸透力でも政治的影響力を行使する展望でも，ほかの医学分野における組織と比べると，良い活動をしていたといえる状態ではなかった．職業としての大卒歯科医師を代表する役割は，1891年から「ドイツ歯科医師連盟」（Vereinsbund Deutscher Zahnärzte）に引き継がれ，同時に中央連盟は学術的な目的に専念するようになった．中央連盟の後継団体として現在，「ドイツ歯・口腔・顎医学会」（Deutsche Gesellschaft für Zahn-Mund-und Kieferheilkunde）が存在する．公的医療保険の導入後，1909年5月，歯科医師の経済的利益を援護することを目的とした「ドイツ歯科医師経済同盟」（Wirtschaftlicher Verband Deutscher Zahnärzte）がドイツ歯科医師連盟を出身母体として設立された．当初は支援組織としての役割を期待され，組合幹部の一部をドイツ歯科医師連盟と共有したが，まもなくドイツ歯科医師経済同盟は独自の活動を展開するようになり，またたく間に母体団体を凌ぐようになった．ドイツ歯科医師経済同盟の活動については後述する．

4）歯科医師会の形成

19世紀のヨーロッパでは，団体が重要な役割を果たすような社会となっていた．合理的に組織化された国家や資本主義的企業だけでなく，異なる社会集団の利益を代表し政治的目的を追求する組織もまた，この時期に隆盛をみたのである．社会学者はこの傾向を，土地を基礎とした旧社会の崩壊とみなしている．旧社会は機能ごとに分かれた社会集団の体系にとって代わられたのである．この新しい組織は国や教会や学術や産業ごとの諸団体などのことで，これらは近代的な組合を組織する手段で，自分たちの権利と利益のおよぶ圏域を保護し，その拡大をめざした．各組織の指導者は，貴族や聖職者のような旧来のエリートではなく，意思決定プロセスに基づいた組合員の合意のもとに，自ら経営ノウハウと技術をふるう職務能力によるエリートだった．このことが，権益を念頭においた医師と歯科医師の職業組合が，19世

紀後半に登場し発展した社会的背景である．

このときからドイツは機能ごとに分かれた近代的な組織に基づく社会への道を歩み出したが，これによって，ヨーロッパのほとんどの国で普及した体制とは異なり，今日も残るドイツの特殊性が生み出されたのである．その明らかな特徴は，国政と各組織との相互浸透である．当時のドイツ帝国における保守政治勢力は，ますます格差が広がる社会で，近代的な団体が有機的な団結を保つという責任から完全に逃避しようとしなかった．これより前の1821年にすでに，哲学者ゲオルク・ヴィルヘルム・フリードリッヒ・ヘーゲル（Georg Wilhelm Friedrich Hegel）は，著書「法権利の哲学」の中で，国家の保守的かつ権威主義的な見解と矛盾しない組織の形態を定義していた．ヘーゲルは，社会の崩壊を避けるために国家と社会の仲立ちとなる法人組織の体系を主張した．法人組織は新しい市民社会の土台となることを期待されたが，同時に，市民社会に存在する分裂・崩壊の潜在要因を「打ち消す」ことを意図した国家体質・職業集団体質を与えられることになった．

19世紀後半のこのような政治的背景のもとに，職業組合は新たな役割を与えられ，場合によっては新たに組織され，国家行政機能の役割を担った．このようにして，会議所（Kammern：主権国家権力，強制参加会員制，国家協議自治を持つ公共団体）が誕生した．よくあることだが，医師たちはここでもまた先駆者となった．医師会議所が1864年にバーデンで最初に設立され，1887年にはプロイセンで設立された．国の認可をうけた職業組合という，歯科医師たちの長年にわたる希望が，1906年10月10日，バーデンにおいてようやく達成された．そして1912年にはプロイセン帝国の「歯科医師職業組合設立令」により，再び成就されることとなった．このようにして医科および歯科を職業とする者たちは，立法・行政・司法の外部干渉から職務遂行の権利を保障し，またお互いの無軌道な競争を制限する組織形態を獲得した．こうした協調的な体制は，例えば公的機関の組織形態，とりわけ強制的に新規加入させられる「会員」に対する懲罰的権力に反映される独裁的で画一的な原理と対比された．一般に成功した結果と考えられている例として，医学および歯学に従事する者が，国の省庁に請願書を出す権利を行使し，ひいては公的医療保険制度を制定する際の決議に関わることを保障する制度基盤が誕生したことをあげることができる．当時のドイツの政治エリートの保守的で，しかも反民主主義的な考え方からすれば，この共同決定権の意義はいくら評価しても過大評価されることはない．しかし，職業会議所の設立は国の利益にもなっていた．なぜならこの制度は，職業に固有の，潜在的な矛盾のある多くの規制機能が「間接的に国が管理」する組織に移管されることを許したからである．

こうして職業会議所は，ヘーゲルの弁証法によれば，社会を安定させ倫理的にさせるべき社会集団と，国家を仲介する確かな機能を獲得したのである．国による間接的な管理と，協同的な自治との間での組織的妥協は，政治レベルではきわめて確かな効果があった．このため，一世紀以上を経た今もなお，ドイツの医療保険制度における「自由な職業」のための会議所制度は存続している．

歯科医師専門職化の困難な道のりは，以下のように要約できる．一部では，政治的に成功した医師に対する劣等感から，歯科従事者は公法に基づいた歯科治療の国による認可と，公法に基づいた法人としての歯科医師組織として必要な制度を必死で求めた．また一方では，国の制度の管理能力への疑いが，歯科従事者の皆が共有する記憶の中に潜在していた．この疑念は，「全員無料治療」に対する政治機構の無関心さについての数十年の経験，および歯科医師と歯科技師への二分化問題に起因している．そしてこのことを歯科医師は，法律が整備されていないから，このような状況になっていたのだと思っている．特に1950年以降に起こり，なお今日まで続いている歯科治療制度に対する歯科従事者の複雑な感情を理解するつもりなら，これら2つの状況はどちらも一緒に考慮されなければならない．すなわち，第一に，職業

の認可と統一に対する国家中心の要求，第二に，この要求が数十年にわたり無視されたという深い失望，のことである．

2．公的医療保険と歯科医療への影響

1）社会立法へのビスマルクの影響

かつてのドイツ帝国における社会保険制度の基盤は1880年代にさかのぼり，その制度原理は今日のドイツ健康保険制度にも残っている．1881年11月17日の皇帝詔勅によれば，ビスマルクは保険による補償範囲を疾病，障害，老齢，労災などの基本的な人生リスクにまで拡大するという方針に賛同が得られ，議会の過半数を獲得した．1883年6月15日の公的医療保険（Ⅱ-2-1）章参照）の導入は，概して社会政策の問題であった．ビスマルクは肥大化する工業労働者の組織を当時の社会に取り込み，それと同時に，ドイツにおいて大きくなってきた社会民主主義の影響力を封じ込めることに主たる関心を持っていた．1881年の皇帝詔勅には以下のように書かれている．「社会悪の治療は，社会民主主義の行き過ぎた行為を力で押さえつける方法だけではなく，同時にまた積極的に勤労者たちの快適な暮らしを推進する方法によってなし遂げられなければならない．」

このときの社会保険の立法は，国の抑圧政策を規定する反社会主義者法の制定と同時に採択された．国家のこうした法的措置の背後にある権威主義的な考え方は，公的医療保険の体制方針に反映されている．したがって，1883年の帝国立法が中世後期の職人組合に由来する労働者のための独立準備金庫という自由な伝統に起源をもたないのは偶然ではない．実際の起源は，強制金庫設立を定めた1845年から1850年にかけてのプロイセンの立法で，この金庫が1880年代のビスマルクの疾病金庫法の基盤となった．それゆえに，提供される利益の構造に決定的な影響力を発揮し，これが今日の公的医療保険を特徴づける構造である．1883年の法律は，金庫から会員に無料の医療支援と無料の薬を「現物給付」で提供するよう要求していた．言い換えると，自家保険制度と異なり，医師の報酬やその他のコスト負担を疾病金庫が還付する必要はなかったのである．かわりに，現物で医療扶助を提供しなければならなかった．それはこの時代の患者が責任を持って金銭を取り扱えるほど信頼されていなかったという理由だけによるものであった．このようにして，医師と患者の直接の関係は，医師・会員の患者・疾病金庫がやりとりを行う三者間契約に取って代わられた．金庫と会員の関係は，国家的形態をとり，健康保険は公法に基づいた法人の地位を獲得したが，この1883年の法律は三者の関係に関する詳細な条項は何も含まれていなかった．規定されていたのは，疾病金庫と医師間の契約書だけであった．結果として医師が金庫に依存するようになったために，金庫をもとにした健康医療制度下での軋轢は起こるべくして起こったのである．もし公法に基づく団体として，公的医療保険医の組合形態を組織していたら，このような状況は数十年も前に解決できていただろう．

2）ドイツ歯科医師経済同盟（Wirtschaftlicher Verband Deutscher Zahnärzte）の仕事

1883年当初，歯科従事者が皇帝詔勅の影響を受けることはなかった．なぜなら，歯科治療が金庫によって提供される恩恵に浴さなかったからである．この当時，歯科医師はまだ，疾病金庫に依存していなかったが，患者が歯科治療を必要とするかどうか決定する独占権を持っており，治療が必要な場合には自分で歯科治療を行うこともできた保険医に依存していたのである．

19世紀にはいくつかの異なる裁判があり，歯の充填治療は疾病金庫の恩恵対象であるとする判決が出された．それによって，歯科医師が金庫内で患者を治療する門戸がようやく開かれたのである．しかし当初，金庫のメンバーにとって高額な歯科治療であるとみなされた治療に対し，金庫は非常に限定的な態度をとった．すなわち，登録歯科医師にとっては頭の痛いことに，金庫はきわめて安い治療費しか請求しない歯科技師に仕事を回してしまうのだった．未登録歯科医師の問題点

は，疾病金庫の問題の上にさらに重なり，ドミニク・グロース（Dominik Gross）が指摘するように，「疾病金庫問題における歯科治療政策の核心部分」となった．

1909年5月に設立されたドイツ歯科医師経済同盟（Wirtschaftlicher Verband Deutscher Zahnärzte）は，疾病金庫問題における歯科医師の利益を事実上代弁し，それによって大学で学んだ歯科医師が金庫患者を扱えるように目標を設定した．その目的は，疾病金庫と経済同盟の間で協同契約を締結することであり，実質的に後に続く保険歯科医の団体のさきがけとしての役割を果たした．組織的体系の基礎を作ったことに加えて，経済同盟の設立初年度の業績は，保険に適用できるすべての規正法を統一することを意図した新たな「国家保険規約」（Reichsversicherungsordnung）を審議する中で，大学で学んだ歯科医師にとって公平な結果であると実感できる決議を，確保する試みであった．しかし経済同盟のロビー活動は目立った成果をあげることはできなかった．この法案の審議で実際に台頭したのは「歯科技師」であった．例えば規正法の123章は次のように規定している．「被保険者の合意に従い，口腔と顎顔面の疾病を除く歯の疾病の治療は，大学で学んだ歯科医師だけでなく，歯科技師によっても，提供されるものとする．」

それでも経済同盟は，「代替金庫」（Ersatz-Kassen）から保障を受ける患者を，同盟の会員が治療する許認可を確保することに何とか成功した．

ライプツィガー同盟（ハルトマン同盟の前身）に組織された医師と比べても，経済同盟の成果は小さなものであった．1913年のベルリン協約で，医師は事実上の協同合意に基づく制度を何とか確保した．報酬規程表に関する合意および保険歯科医の報酬形態，仲裁，選択などに関する規約の合意を，疾病金庫の中央協会が初めて締結した1922年の包括的な協約まで，歯科医師は待たねばならなかった．1924年に新しい協約が締結され，1935年の「大学教育を受けた疾病金庫歯科医師および大学教育を受けていない疾病金庫歯科医師のための契約規範」の導入まで，それは存続し効力を発揮した．

ベルリン協約は，今日も影響し続けている公的医療保険の構造に関する決議を制定したものである．一方でこの協約は，組織された医療従事者と疾病金庫の団体との間で共有のものとされていた自治の原則を制度化した．他方では，国が中立的な調停者としても，さらに相反する当事者の間での純粋に私法的契約の保証人としても，国家が恒久的に優位な立場で参画できるようにしてしまった．そのためこの協約は，半分は私法の範疇に含まれ，半分は公法の範疇に含まれることになった．

3）保険歯科医のための法人の結成

1923年，労働省の「医師と疾病金庫への通達書」（Verordnung über Ärzte und Krankenkassen）は，免許供与および医師の契約と報酬の規制を，共同自治の機関である「医師と疾病金庫のための国家委員会」（Reichsausschuss für Ärzte und Krankenkassen）に移管した．許可規約の中で自分たちのさらに有益な条項を確保しようとする疾病金庫による度重なる企てを経て，医師の選択を制限することで金庫の支配を強化した「疾病金庫による疾病扶助への通達書」（Verordnung über Krankenhilfe bei den Krankenkassen）は，1926年に破棄された．そして，医師と歯科医師（大学教育を受けていない医師もまた含まれたものの）は金庫に平等に受け入れられた．

それでもなお金庫は，自分たちの団体（疾病金庫クリニック）を設立することによって，何度も医師の自由な選択を妨害しようと試みた．これらの企てと同時に，しばしば行われた「疾病金庫による歯科医師への搾取」は，1929年と30年の世界恐慌と政府関係の緊急指令によってさらに深刻化した．ひとたびこの恐慌を乗り越えると，職業団体（特に，経済同盟を引き継いだドイツ歯科医師国家委員会（Reichsverbund der Zahnärzte Deutschlands））は，自らの利益をさらに効率よ

く増していった．

　このときもまた，制度的解決策の先陣にいたのが医師で，なかでもライプツィガー同盟が重要な役割を果たした．1931年12月8日の第4次緊急指令で，ブリューニング政権は，公法に基づく法人として，健康保険医を規定することによって，医師の利権の代表権を恒久のものとした．すでに数十年前に職業会議所の金庫に対して上手に適用したように，公的医療保険の領域でもまた，「公共団体の国家支配」の方針によって支配されるようにした．これは伝統的なヘーゲル主義とビスマルク主義の国家概念と完全に一致していた．医師は結局，ブリューニング政権とのバーター協定の契約を結び，その数年後には歯科医師が続いた．医師の独立団体は長年にわたる待望の公法に基づく法人創立の見返りとして，さまざまなレベルの疾病金庫歳入に合わせた医師報酬の経費を請け負う考えを表明して，彼らは健康保険負担金を安定化させるための協力を政府へ申し出た．同時に医師は，免許のある医師一人あたりの被保険患者数比率の引き下げに同意したので，この制度によって医師が受け取る平均報酬は下落した．強制加入を伴う公法の法人としての「保険医協会」(KVs)設立により，疾病金庫は反対の立場の組織と同様に，もはや独立した健康保険医を所有しないで，かわりに金庫と個人の間に介入する健康保険医の共同団体を持つようになった．「保険医協会」は，外来患者治療のための全体的共同資源を分配する役割と，健康保険医の活動を監視する役割を割り当てられた．

　歯科医師はまたしても，自分たちの法人を確保することが医師よりも困難であることを知らされたのであった．これは特に，疾病金庫との契約に関する方針が異なる2つの対抗する歯科組合が1920年代に存在したためである．かつての経済同盟の後継として1924年に設立された「ドイツ歯科医師国家委員会」(Reichsverbund der Zahnärzte Deutschlands e.V)は，組合員のために独占契約だけを取り決めたが，ライプツィヒで1927年に結成された「ドイツ健康保険歯科医師国家連盟」(Reichsverbund Deutscher Kassenzahnärzte)はとにかく，非加盟の歯科医師も組合の仲間にできる団体協約を締結した．二つの連盟の間での争いに加えて，これまで何度か言及した，大学教育を受けていない「歯科技師」の問題があった．歯科技師が自由契約関係によって受けた苦い経験は，ドイツ歯科医師国家連盟による「法的不備の宣言」に表現されている．それはつまり，全員無料治療に反対し，歯科技師や歯科クリニックからの競争に反対し，帝国保険令(RVO)の修正によって法的状況を法規制することを支持したことである．1932年1月13日の健康保険歯科医師による歯科治療提供に関する命令書の適用によって，健康保険歯科医師（大学卒業歯科医師だけでなく大学卒業ではない歯科医師も含む）の団体を，公法の法人の形態で設立する法基盤を構築したのは，最終的には政府であった．健康保険歯科医師の団体は，契約締結，健康保険医への支払いおよび管理に責任を持つべき立場となった．こうして，ドイツにおける歯科医療は組織の目標を達成していった．個人の歯科医師と個人の健康保険の間の期限付き私法契約は，健康保険歯科医師の団体に割り振られた法機能に基づく協力体制に取って代わることになった．1933年8月2日の「ドイツ健康保険歯科医師連盟への命令書」では，臨時的な結論として，歯科従事者の法人設立が国家保証による歯科治療制度に委ねられた．

　ドイツにおける団体と国家との関係の公法に基づく公共団体の具体的な形態は，統一ドイツ帝国の基盤から第一次大戦を経てワイマール共和国まで拡大進展してきた，連続的輪郭の結果なのである．この影響は，21世紀のドイツ連邦共和国においても見出すことができる．19世紀にはすでに，ドイツの国家は規制権力の一部を，団体の自治制度にゆだねるように準備されていた．しかし，団体の自治が得たものは，（医師や歯科医師の団体だけでなく疾病金庫も）今日に至るまで，実際には常に制限を受けていた．国のヒエラルキーは今日まで継続し，医療保険における自治制度に影を投げかけている．この陰の長さと強さ

I. 発展の歴史的経緯

は，国家権力の監視干渉が慎重に管理された形で行使されることによって，絶えず調整という形で姿を現してくる．国の最高権力に割り当てられた仕事（ドイツの社会保障制度の行政もその対象に含まれる）での組織としての利益は，一部は直接，政治的規律に向けられることによって，衝突のない「倫理的な」社会のための漠然とした願望を満たすことである．ヘーゲル主義的な道徳の範疇は，今日までのドイツの保健医療政策に影響を及ぼし続けている．

3. 歯科医師とナチズム

ヒトラー（Hitler）が権力を掌握した後の変革に伴って，歯科医師の計画のきわめて重要な部分が（実際には一番重要ではないかもしれないが），すでにワイマール共和国における「立法欠如」期に予示されていた．この計画はその後，1930年代の立法に組み込まれた．決して「ナチス的な法律の発想による成果」というわけではない．雑誌「ドイツ歯科ジャーナル」（Zahnärztliche Mitteilungen）の元編集者エックハルト・ホイザーマン（Ekkhard Häussermann）によるこのような評価は，1933年から1945年までのドイツの歯科医師の歴史に関する彼の総合的解析に基づいており，医療法人および歯科医療法人の起源に関する歴史研究の現状に正確に反映されている．1933年に成立した「ドイツ保険歯科医協会」（Kassenzahnärztliche Vereinigung Deutschlands：KZVD）の基礎は，実際にはハインリヒ・ブリューニング（Heinrich Brüning）内閣が大統領緊急権限によって国を統治していたワイマール共和国時代に作られた．医師・歯科医師の法人組織の構造は，確かに中央集権的で画一的な社会集団の制度という国家社会主義の発想と一致していた．ヒトラーが権力を掌握してからドイツ保険歯科医協会は，「標準化」（Gleichschaltung）の経緯に従い，ドイツにおけるその他もろもろの国家統治である「総統の方針」に従属していった．帝国全体を支配する統一法人として，ドイツ保険歯科医協会が歯科医師登録簿に記載された歯科医師のすべての代表と

なった．国と州の事務局は，従属的な管理機能を果たしたにすぎなかった．歯科組合が中央集権的構造だった時代を思わせるもので，今日も存続しているのは，連邦保険歯科医協会（KZBV）監査団だけである．「歯科技師」や大学教育を受けていない健康保険歯科医師が歯科医師と同等の自分たちの団体を手に入れたのは，ようやく1940年12月であった．これは中央集権と統一にこだわったナチスでさえも，歯科医師－対－歯科技師の問題を解決できなかったことを意味している．

ドイツ保険歯科医協会が設立された1933年とほぼ同じ時期に，歯科医師と歯科技師の両方に，労働省は免許制度を課した．これによって初めて，すべての歯科医師が帝国保険令（RVO）に保障されたすべての患者とその家族を診療することが可能となった．免許供与の割合は，人口15,000人につき10人（6人の歯科医師と4人の歯科技師）であった．「大学教育を受けた保険歯科医および大学教育を受けていない保険歯科医のための契約規範」が1935年10月1日に施行された．これは，全国的枠組みでの契約・州レベルでの地方契約・個人サービス契約を備えた等級別の契約体制を提供するものであった．歯科医師の意志に反して，頭割りに基づいた報酬制度が導入された．採用された分配基準は，「プロイセン料金体系」（PREUGO）の第4部を参考にして作られた「保険歯科医手数料規則」（Kassenzahnärztliche Gebührenordnung：KAZGO）であった．受益項目が当時の規定のままの保険歯科医手数料規則は，1962年の「歯科統一診療報酬表」（BEMA-Z）の導入によって，1962年に最終的に取って代わられるまで，歯科医師の報酬基準として30年近く変更されずに残った．契約規範もまた，1932年の終わりごろにすでに導入されていた調停制度の法的根拠となった．紛争があった場合には，帝国保険庁（Reichsversicherungsamt）に属する国の調停団体が，契約条件を決定することができた．こうして実際には，未契約という状態が生じる可能性はほとんどなかった．

統一管理による統一保険制度を導入するという

ナチスの当初の目論みは，結局実現しなかった．歴史に支えられた社会保険の分権的構造は，比較的耐久性を持つものであることが立証された．しかし実際には，健康保険の自治は1934年7月5日の社会保険の構造に関する法令とそれに続く行政命令によって廃止された．かつての団体の責任は，保険を契約するすべての個人の唯一の法的代表者である国家管理者の責任に取って代わられた．疾病金庫の5つの中央組織が帝国労働大臣の監督下に置かれ，疾病金庫の中央組織共同体に合併された．

医師や歯科医師の団体は，1930年代にはかなりの特権を持った団体であった．例えば，疾病金庫に対し，医師や歯科医師の法人に優先権が与えられていたことがその典型である．「医師と疾病金庫の国家委員会」(Reichsausschuss der Ärzte und Krankenkassen)の解散後，「ドイツ保険医協会」(Kassenärztliche Vereinigung Deutschlands)(KVD)が，健康保険医と金庫との関係に責任を持つ唯一の団体となった．同様の地位がドイツ保険歯科医協会に与えられた．国家社会主義者の見解では，優遇の第一の理由は，統一ドイツ国家の初期から公的疾病金庫は社会民主党と職業組合の専有物であったし，投票で選ばれた執行団体だけでなく，金庫を常時監視する役職が特定の会員に与えられていたからである．

エックハルト・ホイザーマン (Ekkhard Häussermann) の著書によると，歯科専門職からみても，ナチス時代は1945年前後の大多数のドイツ人の行動を表しているように，間違いなく精神的抑圧の時代であった．抑圧の過程の例としては他に，クルト・マレツキー (Kurt Maretzky) とロベルト・フェンター (Robert Venter) が1974年に著した「ドイツ歯科団体の歴史の包括的な解説」が有名である．著者の一人のロベルト・フェンターは，第二次大戦後の「連邦保険歯科医協会」管理者の一人であったが，1933年ごろは，「専門職強化」に適用されることになっていたナチスの人種構想の熱烈な擁護者だった．したがって1933年から1945年の期間に関する同書の文章に改善の余地が大きいにあることは，驚くべきことではない．マレツキーとフェンターによる記述に関して以下のように述べているエックハルト・ホイザーマンの引用で締めくくりたい．

「移民の苦難を表現する言葉はない．ある者は年老いて健康を害し，ある者は，クルト・プロスカウアー (Kurt Proskauer) やその他多くの人々のように，国を追放され自分の仕事が出来る可能性もなく外国で最期を迎えた．当時，職業方針や科学に対して責任のあった人たちが，人命軽視の独裁的政治形態のイデオロギーを強化するために使った美辞麗句の過剰なプロパガンダについても，言葉はない．そして，黄色い星印をつけられて排斥されたマイノリティーを，指一本動かさず何もせずに見ていた『アーリア人』によって表現されるような，職業上のエゴについても，言葉はない．」

4. 1945年以降の再編期

1) ドイツ連邦歯科医師連盟 (BDZ) の設立と連邦保険歯科医協会 (KZBV)

ナチスの支配が終わり，ドイツ保険歯科医協会は公的な法人であったため「ナチ的組織」として解散させられた．歯科医師と疾病金庫の関係を管理するという保険歯科医協会の機能は，一時的な自治法人として活動中であった，かつての地方支払事務所によって引き継がれた．歯科治療はまず，州ごとに異なる規定のもとに管理された．しかしその後，歯科従事者は全国レベルの組織化活動にも携わった．1948年，中央組織の「ドイツ歯科医師職業組合委員会」(Verband der Deutschen Zahnärztlichen Berufsvertretungen：VDZB)が編成され，懸案事項として当時再び問題となっていた歯科医師―対―歯科技師の問題を解決しようと計画した．歯科医師は，地域単位の社会保険制度の存続を要求し，統一され中央集権化された構造（占領軍と連合国管理委員会が支持する）に反対した．どちらの案件でも，新しく組織化された歯科医師の望んだ通りとなった．

1952年3月31日の歯科治療に関する法律（ZHG）が可決され，これによって歯科医師―対―歯科技師の問題は完全に解決することになった．歯科技師の団体が，本格的な歯科従事者の仲間となったからである．1953年，大学教育を受けていないドイツ歯科医師委員会（Verband Deutscher Dentisten）が，ドイツ歯科医師職業組合委員会と合併し，ドイツ連邦歯科医師連盟（Bundesverband der Deutschen Zahnaerzte：BDZ）を結成した．二つのグループを代表する唯一の職業組合としてのドイツ連邦歯科医師連盟の結成は，両者の合併の組織的反映であった．当初，新たに州に作られた歯科医師会に加えて，その多くがまだ公法に基づく地位を持っていなかった保険歯科医委員会もまた，ドイツ連邦歯科医師連盟に所属することとなった．ドイツ連邦歯科医師連盟は1990年に，バイエルンとニーダーザクセンの会議所がドイツ連邦歯科医師連盟を退会してノルトラインの会議所と合流し「歯科医師会議所作業部会」（ARGE ZÄK）を形成して以降は，名称を「ドイツ連邦歯科医師会」（Bundesverband der Deutschen Zahnärztekammern e.V.：BZÄK）に変更した．歯科医師会議所の分裂は1993年1月1日に，全州歯科医師会議所の合同組合が実現して，もとに戻った．それ以降，ドイツ連邦歯科医師連盟は，（Bundeszahnaerztekammer e.V：BZÄK）（そのままの意味は，連邦歯科医師会）として知られるようになった（p.16 II-1-2)章参照）．

さらに，1955年に施行された新しい法規制，「歯科治療に関する法律」によって，歯科医師の試験規定は全面的に改訂された．医学の科学技術の分野における教育課程が深化拡大することによって，二つの歯科医師グループの専門家教育の欠点が補われた．当時の連邦内務省担当官は，「試験規範によって歯科治療に関する新しい秩序が完成された」と書いている．

ドイツ連邦共和国の初期，自治という概念は，ワイマール共和国の残骸から生き残り，新たな政治的意味を持つようになった．地方別の公法に基づく社会保障制度の枠組み内での自治の再建は，1951年2月22日にドイツ連邦共和国領内にくまなく適用された自治法が採用されて，暫定的に完成することとなった．医師と歯科医師はこうして，それに対応した組織的均衡をぜひとも必要とするようになった．

連邦レベルでの成果は，1954年にケルンで「連邦保険歯科医協会」（Kassenzahnaerztliche Bndesvereinigung：KZBV）が設立されたことである（p.18 II-1-4)章参照）．同協会は当初，それぞれの州の「保険歯科医協会」の作業部会として，法人組織ではない法的形式で運営されていた．当初その管理はドイツ連邦歯科医師連盟に委任されていた．連邦保険歯科医協会が公法に基づく組織に改変され，それによってドイツ保険歯科医協会の公的な法的後継団体となったのは，ようやく1955年8月17日に「保険医法」（GKAR）が可決してからである．各州では，公法に基づく組織として「保険歯科医協会」もまたそのときに確立された．法的地位の変化に伴い，連邦保険歯科医協会はドイツ連邦歯科医師連盟から退会した．

設立当初は，連邦保険歯科医協会は一部の会員の受け入れでかなりの問題があった．歯科従事者は，法人強制加入や診療規定の自由の制限，報酬体系などといった方針問題で紛争続きであった．しかしその後数年のうちに，連邦保険歯科医協会は，ドイツの公的医療保険制度のもとに歯科治療体制を形作るという，同組織の機能を拡張し強化することに成功した．

2) 公的医療保険開業医のための法的枠組みを制定した1955年の法律

一方では開業医と開業歯科医師との関係が，他方では疾病金庫が戦後になって初めて再統一された基盤に置かれたが，これは1955年に「保険医法」（GKAR）の可決によるところが大きい．この法は，「帝国」の崩壊によって生じた法的分裂の問題を解消し，法的に不確実な問題は解決された．

歯科従事者の立場からすると，この法的枠組み

制定法の重要なポイントは，歯科サービスをきちんと提供する責任が歯科法人に移管したことであった．この法律に批判的な人たちは，保険医法が歯科医師の自由と独立に対する制限は度を越したものだと考えた．批判的な人たちは強制加入によって「歯科医師の自由を奪う法人」の制度化が問題であると考えた．さらに，紛争の強制的解決にあたって「医療従事者に冷たい社会化」という印象を与えるという理由で拒否された仲裁制度が重要であるとした．最終的に受け入れられた歯科医師のその点に対する強い要求とは，この法律の中の項目ごとの（人口に応じた）料金報酬体系に対して，仲裁に入ることができるようにするべきだというものであった．何の制限もなく患者が自由に歯科医師を選ぶべきであるという歯科医師の要望は，疾病金庫に反対され，さらに大多数の医療従事者にも反対された．連邦保険歯科医協会は当初，要望を達成することができなかった．比率は保険医法に制定されたが，違憲性に対して多くの不平があったために，連邦憲法裁判所によって制限禁止とされた後，1961年に破棄された．これは歯科専従者にとって重要な突破口となった．

3) 独立団体と法人とのかかわり

戦争後の全国的に経済が難しい時期にあって，また保険医法制定に対する葛藤の中で，疾病金庫のための治療を行う許可を得ていない歯科医師たちは，医師のハートマン同盟にならって，「ドイツ健康保険歯科医師未許可開業者協会」(Verband der niedergelassenen Nichtkassenzahnaerzte Deutschlands) に団結した．「連邦域内の歯科医師の職業地位独立権と社会権利の回復のための活動協会」(Aktionsausshuss zur Wiederherstellung der freiberuflichen und sozialen Rechte der Zahnaerzte) と同様に，この独立団体はドイツ連邦歯科医師連盟（BDZ）と連邦保険歯科医協会（KZBV）に対する反対勢力として活動した．1955年に法人の地位を失った組織は，「ドイツ歯科医師緊急協会」(Notgemeinshaft Deutscher Zahnaerzte) を作ったが，この組織の1957年以降の後継団体は「ドイツ歯科医師独立協会」(Freier Verband Deutscher Zahnaerzte：FVDZ) である (p.19 II-1-6)章参照).

ドイツ歯科医師独立協会は，連邦保険歯科医協会に対してうるさいほど批判的であり，2つの組織は職業と健康保険の方針について対立し，特定の個人問題に関する論争でしばしば注目された．協調という建設的な雰囲気が進展して，それにドイツ連邦歯科医師連盟（BDZ）も加わるようになったのは，実に1960年代になってからである．「鼎立理論」は現在も，連邦保険歯科医協会（KZBV）と連邦歯科医師会（BZÄK）とドイツ歯科医師独立協会の間の親密な協調の原則となっている．これを制度に反映させたものが，3つの組織の職業的利益を調整する「共同討議委員会」である．

4) 保険歯科医と自営歯科医師のための新しい報酬基準

連邦保険歯科医協会（KZBV）の結成2年後，報酬の状況は，いまだに共存する多くの料金体系（PREUGO，KAZGO，代替公的疾病金庫のための料金基準，連邦歯科料金表など）と支払い制度の多様性（人頭料金，症例ごとの支払い，項目ごとの料金）がその特徴であった．1924年から変わらない旧プロイセンのPREUGO制度は，現在の貨幣価値と料金とはもはや関連がなく，歯科分野の科学的発展に完全に取って代わられていた．そして数十年を経て，歯科技術の状況に基づく，価値が認められた報酬の項目ごとの料金システムが作られた．この新しい料金基準によって，連邦共和国のすべての領内での報酬基準が置き換えられることになった．1962年に保険歯科医のためのKAZGO制度がBEMA-Z（歯科統一診療報酬表）に引き継がれ，1965年に自営歯科医師のためのPREUGO制度がBugo-Z（歯科医手数料連邦規則）に引き継がれるまでは，PREUGO基準で規定された料金は1953年と1957年に1回ずつの，40年でわずか2回しか値上げされていなかった．Bugo-Z基準は，1988年に新しい歯科

医手数料規則（GOZ）に取って替わられるまで，20年以上もの間変更されなかった．

5．1970年代中期以降の立法

健康保険制度全体を通じた最初の重要な変革は，1976年の医療保険継続発展法（KVWG）と1977年の医療保険費用抑制法（KVKG）によってもたらされた．これらは公的医療保険（GKV）（p.21 II-2-1)-(3)章参照）の領域での支出を制御し管理するために導入されたのである．これらの法律はまた部分的に，1970年代に公的医療保険制度のもとで規定された歯科治療項目の数が増えたことに対応したものである．公的医療保険制度で保障された歯科治療項目の発展と構造については，IV章で詳述する．

医療保険継続発展法は需要を計画する制度を導入したが，この制度は，勤務医の数が病院以外の場所で外来患者を診療する医師の数を上回っていた．そのため，公的医療保険開業医に課せられた法律上・契約上の要求事項に従って，彼らの治療行為を潜在的にできないようにしていることで少しは正当化されていた．保険外来診療供給を確保する責務は，疾病金庫と開業医師・歯科医師が平等に代表を務める合同委員会に移管された．開業医師・歯科医師の排他的支配から，さらに多くの職務を撤退させる傾向は，1977年の費用抑制法によって継続された．費用便益の監査は監査苦情処理委員会に委ねられ，診療報酬表の現代化は評価委員会（p.26 II-3-3)章参照）に委ねられ，どちらの委員会においても，疾病金庫と開業医師・歯科医師が平等に代表を務めることになった．

1977年の費用抑制法は，疾病金庫州連合会の交渉的地位を強化したが，同時に代替金庫（Ersatzkassen）の特別な法的地位は弱体化した．1989年の医療保険改革法（GRG）によって，公的医療保険および代替公的疾病金庫の象徴的な分離状態は完全に解消され，疾病金庫中央協会に新しい協調体制のための意思決定権が与えられた．

1993年の医療保険構造法（GSG）が費用抑制法案や疾病金庫の組織改革に加え，特に重要視したのは医療保険規定の構造改革である．需要計画における過剰供給を扱う新しい制度によって，免許制度が硬化する結果となった．外来患者部門の過剰供給に対処するために免許が制限された．健康保険医・歯科医師の全般的な報酬のための予算に基づく制度を導入することによって，医療保険構造法は費用抑制方針の追加的な措置を制定したのである．予算に基づく制度は，例えば補綴や歯列矯正などの場合には，料金値下げに取って代わられた（詳しい情報は，歯科医師のための報酬と料金の制度についてはIV-2（p.37）とIV-3（p.40）を参照）．

1996年の医療保険料負担軽減法と，さらに拡大した1997年の第一次・第二次公的医療保健再編法（NOG）では，個人の追加的支払い拡充が容認されて，以前の法律で続行されていた純粋な費用抑制から離脱することになった．社会民主党と緑の党の連立政権が成立した後の2000年の保健医療改革によって，公的医療保険における民営化傾向は実質的に逆戻りすることになった．政府の方針は健康保険制度を絶大な国家によって管理し，医科・歯科法人の体力を低下させる結果となった．

6．ドイツ再統一

ドイツ再統一は，公的医療保険に新しく困難な課題をもたらした．旧東ドイツ（ドイツ民主共和国）における公的保健医療制度（「統一保険」）による治療レベルが，旧西ドイツ（連邦共和国）のレベルに及ばなかったのである．ドイツの2つの地域の間で医療制度の基準が著しく異なることになった．大きな違いとして例えば，東ドイツの歯科医師は，「ポリクリニック」で働いていたことをあげることができる．

1991年1月1日から効力を発生した「西ドイツ社会法典」が，暫定条項ではあるが，新しく連邦に加わった諸州にも導入された．旧西ドイツの提携団体の援助により，5つの新しい州のための歯科自治法人を，文字通り一夜にして作らなければならなかった．1991年，「保険歯科医協会」

(KZV) が，公法に基づく法人の形態で（元来は組合（Vereine）により運営されていた）それぞれ新しい州のために設立され，東ベルリンはベルリン保険歯科医協会に統合された．公的医療保険は，明らかな中断も保険医療制度のレベル低下も引き起こすことなく統一された．

7. 要　約

歯科医療制度の発展の歴史的経緯および，19世紀から今日に至るまでの中央組織の歴史的経緯を，短期間の集中的調査からその軌跡をたどった．歯科開業医の専門職化への道のりを，二つの地位からの解放として説明した．すなわち，第一は，医療を区分化し専門化の傾向を継続しようとする，医療の「中央集権的地位」からの分離である．

そして第二に，歯科医療の発展に伴い学術的専門職をめざす，「商業的」地位からの分離である．歯科団体と法人の設立を，その歴史的・政治的前後関係から描き，これらの団体同士の関係と，国の保健医療方針との関係から，その概略を説明した．公的医療保険の制度が拡大する中で，歯科医師自身の団体の公的法人化をめざした歯科従事者の矛盾する感情について記載した．

参考文献

1) Benz, C., Hundsdorfer, E.：Zahnärzte zwischen 1933 und 1945. Zahnärztliche Mitteilungen 11/1996, p.76-78
2) Groß, D.：Die Schwierige Professionalisierung der deutschen Zahnärzteschaft (1867-1919). Frankfurt am Main 1994
3) Häusermann, E.：Zahnärzte zwischen 1933 und 1945. Zahnärztliche Mitteilungen 9/1996, pp. 112-117；10/1996, pp. 78-83；16/1996 pp. 50-54；17/1996, pp. 80-84；18/1996, pp. 93-98；20/1996, pp. 89-97；22/1996 pp. 114-120；6/1997, pp. 86-93
4) Hörnemann, G.：Die Selbstverwaltung der Ärztekammern, Spannungen und Wechselwirkungen von Fremd- und Selbstkontrolle des Arztberufes. Konstanz 1995
5) Maretzkz, K., Venter, R.：Geschichte des deutschen Zahnärzte-Standes. Cologne 1974
6) Tennstedt, F.：Sozialgeschichte der Sozialversicherung. In：Blohmke, M., v. Ferber, C., Kisker, K. P., Schaefer, H.(eds.)：Handbuch der Sozialmedizin. Vol.3, Stuttgart 1976, pp. 385-492
7) Türk, K., Lemke, T., Bruch, M.：Organisation in der modernen Gesellschaft. Wiesbaden 2002

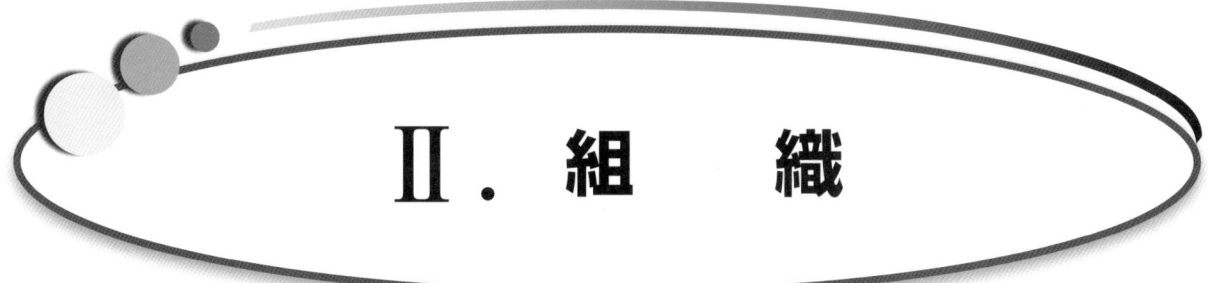
II. 組　　織

　国民への歯科医療の提供は主に，患者と歯科医師の関係によって決まるが，その関係は高度に複雑化し，金庫と利益が織り合わされた構造に組み込まれている．この構造は，計画立案による成果ではなく，制度の多様性という点において，歴史の趨勢と経験的な結果を示すものである．容易に理解するためには，歯科医療制度に関する問題を解説しようとすると，どうしても諸組織の解説に大部分を割かなければならない．

1. 歯科分野における代表的な職業団体と学術団体

　2001年にドイツには合計78,579人の歯科医師がいて，そのうちの63,854人が治療業務に携わっていた．公的医療保険医として働く歯科医師の数は，54,095人であった．歯科医師の職業上の利益は，開業医が法律で所属を義務付けられている法人や，また自発的会員制に基づくその他の組織や協会など，多くの法人によって代表されている．
　主要な団体を以下に示す．

1）歯科医師会

　歯科医師会は，歯科医師を代表する公的専業者団体である．ドイツで診療しているか，あるいはドイツに住んでいる，すべての登録歯科医師および，国の許可を得た歯科技師は，該当する地域の歯科医師会に登録することが義務付けられている．全部で17を数える各州の歯科医師会は，公法に基づく法人として組織され，各州の法基準に則り，監督官庁から彼らに委託された機能を果たす義務がある．国は法的事項に関しては会議所を監督する責任があるが，歯科診療と歯科学術に関してはその限りではない．

　歯科医師会の機能は，治療専業者が各州で運営している特別法によって決定されている．特別法は，以下のように歯科医師会がなすべきことを規定している．すなわち，

・高度な専門職水準の維持を保証し，専門職に対する法と倫理の要求に沿った会員の適応性を監視し，関連専門職規約に反する事態に対して必要な措置をとる（つまり，専門職規定の公布や，医療事故のための懲戒措置の体系化と実施）
・会員の職業上の利益を護ること
・会員の卒後研修と生涯研修を促進すること，法の要求に従って卒後研修を管理すること（卒後研修規約による），そして追加的な資格を認証すること
・例えば，歯科助手や拡張職務の歯科補助者などの歯科補助者の専門的研修と生涯研修を促進すること
・会員相互の有益な関係を促進すること（「統一的団体の創設と維持」），そして会員同士および会員と患者の紛争（専門的業務から発生する）を解決すること，この目的のために歯科医師会は医療事故評価委員会の設置を義務付けられている
・保健医療領域での質的安定を促進すること（特に，証明書発行による）および，質的安定を当事者で調整すること
・監督官庁の要請で意見を公表すること，関係当局の要請があれば専門報告書を作成すること，ならびに専門家を指名すること
・就業時間外の歯科緊急体制を確立すること，そのことを公表すること，ならびに緊急体制規約

を作成すること
- 公衆衛生の促進・保護に貢献すること，そしてこの目的のために，当該州における健康状況を監視し評価すること
- 福祉機関を設立すること，ならびに監督官庁の承認で特別法の基準に従い会員とその家族のための年金機関を設立すること（専門職のための福祉と年金機関）

歯科医師会の機関は，代表者と幹部の集合体から成る．代表者会議は，法律・規約などの法的文書に関する決定を行い，「立法機関」として機能を果たし，選挙を行って運営幹部の活動を監督する．運営幹部は（その名が示すように），州歯科医師会の進行中の機能を遂行し，解決策を講じる．治療従事者の法治会議所のもとで，州歯科医師会は，「州職業裁判所」および，それぞれの統治区域で歯科医師のための「地域職業裁判所」を設置する義務もまたある．選出された幹部は全員，名誉に基づいて自らが選出された目的のため，そしてさらに専門業務のために役割を果たす開業歯科医師である．

2) 連邦歯科医師会（Bundeszahnärztekammer：BZÄK）

連邦歯科医師会（公式ドイツ語では「Bundeszahnärztekammer, Arbeitsgemeinschaft der deutschen Zahnäztekammern e.V.」）は，連邦レベルでドイツのすべての歯科医師を代表する専業者団体である．これは，ドイツの法律に則った法人団体の地位を持った，私法に基づく団体（e.V.＝登録団体）であり，入会は自由意志による．連邦歯科医師会の会員は，個人の歯科医師ではなく，協会の最高意思決定機構である連邦総会に送る代表を指名する州歯科医師会である（p.15 II-1-1)章参照）．州歯科医師会の会長たちは，会長と2名の協会副会長と共に，合同で運営幹部を構成する．

連邦歯科医師会はこのようにして実際に，歯科医師会のための統轄団体としての役割を果たしている．協会は，歯科専門職者のための業務提供者であると自負しており，彼らの健康に関する利益および職業上の利益を代表している．連邦歯科医師会はその主な職務を，科学に基づき予防を目指す歯科および口腔治療のシステムにふさわしい環境をつくるために，対応可能な社会状況に対して十分な費用によって関係政治団体と共働することであるとみなしている．連邦歯科医師会の特別な機能としては次のようなものが含まれる．

- 連邦レベルで政治の世界とメディアと一般国民に対応する歯科従事者の代表
- 歯科医師と患者の実質的な自治のため，自由業（独立した専門職）の地位の原則に基づいた歯科業務の提供と評価のために適切な背景状況の創造をめざす仕事
- 州の境界を越えて，会員組織の職務の連携と遂行
- 歯科学の専門的な組織との協力を通じ，歯科医師の研修，卒後研修，生涯研修の連携とさらなる発展
- 一般国民の間での積極的な健康意識の向上
- ヨーロッパや世界のレベルでの歯科従事者の利益の代表

歯科学と歯科医療の領域では，連邦歯科医師会は，ドイツ歯科医学会（IDZ）およびその関連機関である歯科品質局（zzq）（p.18 II-1-5)章参照）の研究を活用しているし，ドイツ歯科顎顔面科学協会（DGZMK）（p.20 II-1-7)章参照）とも緊密な協調関係にある．政治的な権限は，1991年に選任された連邦歯科医師会の科学評議会（「Consilium」）に与えられている．同評議会は，歯科分野・社会科学・労働法律・行政法・欧州法・経済の専門家によって組織されたものである．

連邦歯科医師会の最高意思決定機関は，連邦総会である．これは，現在のところ17の州歯科医師会からの134名の代表によって構成されている．各州からの代表の数は，それぞれの州歯科医師会の会員数に基づいて決定される．各会議所は，その管轄区域において600人の歯科医師につき1人の代表を任命し，300名以上の剰余残留者があれば，追加代表1名とする．各会議所から総

会への最小代表人数は2人である．

連邦総会は，その会長と2名の副会長を4年任期で選出する．総会は予算を決定し，協会の専門的方針の大綱を策定する．連邦総会の機能と権限としては以下の内容が含まれている．
- 会長と2名の副会長の選出と解任
- 幹部から説明報告を受けた後の，幹部解任の承認
- 管理予算および協会に資金を供給する会員会費の承認
- 動議の裁決
- 協会の最優先目標や課題の決定
- 協会規約への改訂条項の承認（全代表者の3分の2以上による）

名誉職である幹部委員会は，協会の会長と2名の副会長により構成される．幹部および連邦総会の決定に従い，幹部委員会は保健医療関連および専門職業上の問題において，現行事業の運営のために，そして管理統制のために，対内的にも対外的にも，協会を代表する責任がある．

3) 保険歯科医協会 （Kassenzahnäerztliche Vereinigungen：KZV）

現在のところ22の団体が存在する保険歯科医協会（KZV）は，個々の連邦州内ですべての保険歯科医を代表し活動する自治組織である．これらは公法に基づく法人であり，監督官庁および公的疾病金庫に対して，保険歯科医の利益を代表している．

保険歯科医協会の責務のなかで重要なことは，適正な供給を確保することであり，言いかえると，保険歯科医協会は，自由業者原則（独立専門職）の遵守により，当該地域内に十分な数の歯科医師がいることを保証しなければならないということである．保険歯科医協会は健康保険歯科医師の観点で地域の必要性を計画し，動向を監視する．これに関して，保険歯科医協会は公的医療保険制度のもとで歯科業務を提供するため歯科医師への免許供与を義務付けられている．

各保険歯科医協会はまた歯科治療の質を監視・保護し，それによって法に定められた機能を果たしている．すなわち，健康保険制度のもとで十分かつ適正で費用効率が高い歯科治療ができるようにしなければならない．また，その役割には，組織活動や緊急体制が保障されることも含まれている．

保険歯科医協会は，疾病金庫の公的協会との契約交渉を行っている（例えば全般的な契約，報酬契約および監査契約など）．これらの契約は，公的疾病金庫会員である患者へ歯科治療を提供するための基盤となっている．保険歯科医協会は，民間歯科医師と個人的なベースで提供される個人的治療および業務に対する責任はなく，これらすべては当該歯科医師会の権限に含まれている（p.15 Ⅱ-1-1)章参照）．健康保険制度のもとで歯科医師により提供される歯科診療業務に対しては，規定の報酬分配基準（HVM）に従って保険歯科医協会がその代金を支払うことになっている．管轄権を有する保険歯科医協会は，これらの計算書を調査し，疾病金庫によって精算する．現在の歯科治療基準は，公的疾病金庫と締結した契約によって規定されている．例えば，「歯科統一診療報酬表」（BEMA-Z）や，「健康保険制度に基づく十分かつ適正で費用効率の高い歯科治療のための歯科医師と疾病金庫の連邦委員会指針」（p.25 Ⅱ-3-1)章参照）などの規定による．

保険歯科医協会にはさらに，諮問機能があり，健康保険制度に基づいて歯科治療活動に関連するすべての問題について歯科医師に助言を与えている．これらは，開業医設立の会計から経済問題までの広い範囲に及んでいる．患者への電話助言業務も行われている．保険歯科医協会はまた，患者と歯科医師と疾病金庫の間でのトラブル解決のための手助けもしている．保険歯科医協会の全般的執行方針業務は，一般国民に対する健康保険歯科医師の利益を代表すること，健康保険制度に基づく社会保障と歯科治療体制の一層の発展に参画すること，そして健康保険制度に基づいて歯科医師が業務を行うための適切な経済基盤を作ることなども含まれている．

社会法典Ⅴの79章で規定されているように，歯科医師のための自治制度は，2つの機構からなる．すなわち代表総会と理事会である．保険歯科医協会の最高機関は，会員により4年任期で選出される代表総会であり，理事会は，代表総会に事前に選出された候補者から順番で選定される．代表総会は，保険歯科医協会の「立法機関」として，例えば規則や報酬分配基準などの事項を裁定し，投資や予算割当を決定し，幹部および管理者への解任承諾を決定する．代表総会はまた，予算の設定，人材の必要性の決定，会費額の確定についての責任がある．

理事会は，代表総会で限定されている以外のすべての業務について責任がある．その業務には，特に第三者に対する保険歯科医協会の法的代表権が含まれている．

4) 連邦保険歯科医協会 (Kassenzahnärztliche Bundesvereinigung：KZBV)

連邦保険歯科医協会の機能は，その会員団体である州の保険歯科医協会（KZV）の機能と同様に（p.17 Ⅱ-1-3）章参照），社会法典Ⅴ第4章に規定された法的条件によって決定される．

連邦保険歯科医協会は公法に基づく法人であり，連邦保健・社会保障省（BMGS）による法的管理に従っている．また，同協会はドイツの保険歯科医の利益を代表する．連邦保険歯科医協会の主要課題は，州の保険歯科医協会の主要課題と同様で，健康保険制度のもとで歯科治療を確実に行うことである．具体的には，健康保険歯科医師の権利と義務を明確にする契約の締結は，公的疾病金庫により決定されることであり，また，法制度とその関連制度のもとで保障された（補綴治療や歯列矯正治療を含む）歯科治療は，これらの契約に基づいて実施されなければならない．

連邦保険歯科医協会の具体的な機能は以下の通りである

・疾病金庫に対する歯科医師の権利の保護
・監督官庁と立法団体に対する歯科医師の利益の保護
・法律上・契約上に沿った，健康保険制度での歯科治療の提供の確保（保証）
・健康保険歯科医師のための適切な報酬の確保
・連邦概要契約の締結
・州の境界を越えた歯科治療提供への対処，および各州の保険歯科医協会の間での支払い調停
・保険歯科医協会のための管理運営・予算・会計指針の作成
・連邦歯科医師登記簿の管理
・公的疾病金庫制度のための連邦仲裁委員会，および歯科医師と疾病金庫の連邦委員会（p.15 Ⅱ-3-1）章と p.16 Ⅱ-3-2）章参照）への，保険歯科医の代表選定

連邦保険歯科医協会の最高自治機関は，代表総会である．各保険歯科医協会が500人の会員につき1人の代表を代表総会に選任する．現在のところ120余人の代表から成る代表総会は，例えば，規約の作成と改正，執行委員の選出と監視，会費額の決定，連邦仲裁委員会，および歯科医師と疾病金庫の連邦委員会への歯科医師の代表選出，などを行っている．

連邦保険歯科医協会の理事会は，11人の現役開業歯科医師から成り，無償の名誉職として従事する．理事会の構成員は代表総会により，4年任期で選出される．議長と議長代理は，理事会のメンバーの中から，代表総会により，4年任期で選出され，これらの役職にある人は，再選の資格を有する．理事会は，代表総会で限定されていないすべての機能を果たす．

5) ドイツ歯科医学会 (Institut der Deutschen Zahnärzte：IDZ)

医療および歯科治療の基本的な問題に関する科学的な研究は，現在の保健医療および社会政策の情勢において，必要不可欠な側面である．こうした理由から，連邦保険歯科医協会と連邦歯科医師会は，科学的政策に関する助言をするために，共同研究機関を設立している．これがドイツ歯科医学会（IDZ）で，1980年に設立された歯科治療のための研究学会（Forschungsinstitut für die zahnärztliche Versorgung）（FZV）がその先駆学会である．ドイツ歯科医学会は，実利志向の研究を請け負い，連邦歯科医師会と連邦保険歯科医協会の活動の枠組みの中で，ドイツ歯科医師の専門的職業方針についての科学的問題に助言を与えている（p.16 Ⅱ-1-2）章および p.18 Ⅱ-1-4）章参照）．ドイツ歯科医学会（IDZ）の研究活動としては以下のようなものがある．

- 口腔疫学の分野での研究（一般国民の間での口腔衛生の動向）
- 歯科医業を行う上での課題に関する人間工学および社会学的調査研究
- 社会医学および予防医療の分野での歯科関連問題に関する研究プロジェクトの開始
- 歯科医療制度の利用水準の分析と予測
- 個別開業医の経済学および医療経済学に関する研究
- 品質保証分野の研究
- 海外制度のベンチマーク
- 安全性・信頼性・コスト面に特に注目した歯科素材に関する研究の促進
- 開業歯科医師のための助言とその他サービスの提供
- シンポジウムと研究会の開催

同学会の研究結果およびその他の科学的活動は，「モノグラフ」（Materialienreihe）と「小冊子」（Broschürenreihe）と「特集号」（Sonderbände）という，3種類の学会定期出版物に掲載されている．学会はまた，無料の情報ニュースレター（「IDZ-Information」）を不定期に発行し，その他最新の研究分野について要約レポートも発行する．例えば，ドイツ歯科医学会により実施された第三回ドイツ口腔衛生研究（DMS Ⅲ）（人口無作為抽出によるドイツ人の口腔衛生の状況調査）は，ドイツ歯科医学会によるその他の調査研究結果と同様に，広く受け入れられ，連邦保健報告（GBE）の当局者に利用されている．

ドイツ歯科医学会の中では，「歯科品質局」（Zahnärytliche Zentralstelle Qualitätssicherung：zzq）が自治組織として2000年から運営されている．歯科品質局の主な機能は，科学と歯科に関連する品質保証の基礎および，国内・国際的傾向と活動に関する品質保証手法の文書化である．その他，歯科品質局の重要な仕事は，歯科医師の生涯研修の目録作成，文書作成，準備であり，それらは，品質保証システムとして重要な要素であり，単に結果がよければよいというのではなく，関連する条件をすべて考慮しなければならない．

6）自発的職業組合（FVDZなど）

ドイツの法律のもとに法人の形態で組織された代表的な職業団体に加えて，自発的歯科協会もまた設立されている．これらの団体は，国の傘下で活動せず，総じて営業利益を生み出す義務もないので，政治的に一層広い活動範囲を持っている．

ドイツにおける歯科従事者にとってもっとも重要な団体のひとつに，ドイツ歯科医師独立協会（Freier Verband der Deutschen Zahnärzt：FVDZ）があり，この団体は23,000人の会員を擁し，州・地区・地方レベルのグループに組織されている．ドイツ歯科医師独立協会の目的は，同協会の方針声明書に表明されているところによると，「患者の利益のために歯科従事者の自由な活動を保障すること」である．ドイツ歯科医師独立協会の主な政治的要求は，以下の内容である．歯科治療の分野における自由の保障，すべての患者への現代の歯科治療法の創造，予防の促進，患者と歯科医師の双方の側における一層大きな個人責任分担，修正された診断補助金による治療コストの支払いに基づいた歯科医師のための安定した資金調達制度（ある治療は強制的に公的医療保険制度で保障され，同時にその他の治療は自由に選択され，患者自身によって支払われるという制度）である．

ドイツ歯科医師独立協会に加え，その他に以下のような重要な組織をあげることができる．
- ドイツ歯科労働委員会（Deutscher Arbeitskreis für Zahnheilkunde：DAZ）
- 民主歯科協会（Vereinigung Demokratische

Zahnmedizin e.V.：VDZM）
- ドイツ歯科矯正医職業協会（Berufsverband der Deutschen Kieferorthopäden：BDK）
- 口腔外科医連邦協会（Berufsverband Deutscher Oralchirungen）
- 公衆衛生歯科医師連邦協会（Bundesverband der Zahnärzte des Öffentlichen Gesundheitsdienstes e.V.）
- ドイツ自然療法歯科医師連邦協会（Bundesverband der Naturheilkundlich tätigen Zahnäryte in Deutschland e.V.）

7）科学団体（特にドイツ歯科顎顔面科学協会 DGZMK など）

　科学団体の役割は，歯科および顎顔面学の科学的基礎を強化することであり，研究結果を普及させ，それらを実践へと転換させることである．こうした団体の中の筆頭として，当初は「ドイツ歯科医師中央協会」（Centralverein Deutscher Zahnärzte）（p.3 Ⅰ-1-3）章参照）と呼ばれ，1859 年に設立された「ドイツ歯科顎顔面科学協会」（Deutsche Gesellschaft für Zahn-, Mund- und Kieferheilkunde：DGZMK）がある．同団体は現在，10,000 人のあらゆる専門分野に属する歯科医師会員を擁している．歯科顎顔面科の分野のなかで，ドイツ歯科顎顔面科学協会の権限は，科学分野すべてに及び，歯科の開業治療行為の基盤としての医療を内部的・外部的にも代表するものである．ドイツ歯科顎顔面科学協会の機能は，団体の規則に記載されているところによると，以下のものが含まれる．研究の促進，ドイツの研究結果の国内および海外での説明と普及，他国からの貴重な研究結果の伝達，歯科医師のための生涯研修の推進，ドイツ国内と外国の科学団体・作業グループおよび科学者との協調．

　今日の歯科顎顔面科学における高度な特殊性を考慮すると，ドイツ歯科顎顔面科学協会は自らの役割をドイツの多くの専門学会を統轄するものと考えている．すなわち，「ドイツ修復歯学会」（Deutsche Gesellschaft für Zahnerhaltung），「ドイツ歯周病学会」（Deutsche Gesellschaft für Parodontologie），「口腔整形外科ドイツ学会」（Deutsche Gesellschaft für Kieferorthopadie）や「補綴学と材料科学のドイツ学会」（Deutsche Gesellschaft für Zahnärytliche Prothetik und Werkstoffkunde）などであり，これらのすべてがドイツ歯科顎顔面科学協会と緊密に連携して活動している．専門学会との協調と連携によって，ドイツ歯科顎顔面科学協会が，歯科診療に関する重要な事項についての総合規定を作成している．職業方針作成団体と共に，同団体は歯科顎顔面の科学見地に基づいたガイドラインを作成し認可する．ドイツ歯科顎顔面科学協会の中には，特定の専門分野に関する非常に多くの研究グループ，作業グループおよび専門団体がある．これらは当初ドイツ歯科顎顔面科学協会の中に組織され，現在は提携関係にある．ドイツ歯科顎顔面科学協会は研修機関を管理運営しており，「歯科口腔医科アカデミー」（Akademie Praxis und Wissenschaft：APW）は 1974 年に設立され，1999 年には「歯科口腔医科国際オンライン・アカデミー」（IOA）がこれに加わった．ドイツ歯科顎顔面科学協会は，歯科の特定分野に関する年次学会を開催している．同団体は，独自の多くの学術的刊行物を発行しており，例えば「ドイツ歯科ジャーナル」（Deutsche Zahnärztliche Zeitschrift），「歯科インプラント学ジャーナル」（Zeitschrift für Zahnärztliche Implantologie）および「口腔予防」（Oralprophylaxe）などであるが，これらのすべてが，学会だけではなく開業歯科医師向けとしても，高い科学的水準の著名な定期刊行物となっている．

　言及しておかなければならないその他の専門団体には，「ドイツ歯科顎顔面外科協会」（Deutsche Gesellschaft für Mund-, Kiefer- und Gesichtschirurgie：DGMKG）があり，これはドイツにおける関係する分野のすべての専門家を集めた組織で，1,100 名以上の会員を擁している．

表1 ドイツ連邦共和国における医療保険保護の構造（1999年4月の国勢調査結果）

人口割合による健康保険加入者				
公的制度（GKV）	公的制度と補足的な民間保険の組合せによる被保険者	総合的民間保険の被保険者（PKV）	その他保険，被保険者	健康保険未加入者
88.5	9.2	8.9	2.4	0.2

（出典：連邦保健省（BMG），健康統計手帳2000，ボン，表10.2，登録団体・民間医療保険協会，支払報告書2001/2002，P.16）

表2 公的疾病金庫の数と，各種金庫により保証される公的制度のもとで保険をうける人の割合（2002年1月1日）

金庫の種類	金庫の数	強制制度のもとで保険を受ける人の割合
合計	355	100.0
地区疾病金庫	17	36.8
企業疾病金庫	287	17.9
同業者疾病金庫	24	6.3
農業疾病金庫	13	1.4
船員疾病金庫	1	0.1
連邦鉱山従業員組合	1	1.9
労働者代替金庫	5	2.0
職員代替金庫	7	33.5

（出典：連邦保健省（BMG）健康統計手帳2002，ボン，表9.4）

2. 医療保健の保険者

医学と医療技術の進歩によって，非常に多くの新しい診断法や治療法がもたらされたが，同時に病気の際の費用リスクが著しく増加することになり，そのリスクを予防することが必要となってきた．ドイツ連邦共和国の人口の約99.8％が，公的医療保険制度（GKV）のもとで，民間医療保険（PKV）または特別制度（例えば連邦国軍および警察構成員のための無料健康医療，あるいは公務員のための国家扶助による保険）に入っている（表1）．

補足的な民間医療保険をかけている人の割合は増加している．一般原則として，健康関連物品に支払われる価格は（「健康関連物品の優位性に関する論文」によると），社会の繁栄の度合いによって増加するようである．

以下に，病気に対する経済的保護のさまざまな形態について詳細に説明する．

1）公的医療保険

公的医療保険の大黒柱は，財政上・組織上は独立しているものの，国の管理に従っている疾病金庫である．歴史的な理由によって，公的医療保険を提供する組織は，地域・企業・職業の疾病金庫である．ここ数十年の合併は，疾病金庫の数の絶え間ない減少をもたらし，2002年の最初には合計で355団体になった（表2）．帝国保険令（RVO）が導入された1911年には，約22,000もの金庫が存在していた．

(1) 被保険者

1997年1月1日から，すべての被保険者が公的疾病金庫を自分の選択で自由に加入することができるようになった．しかし，この権利は，自由選択金庫にのみ拡大適用されたものの，法律によって会員が割り振られない金庫である（地域，企業，および職業金庫と代替疾病金庫）．金庫は申し込みを拒否することは認められておらず，言い換えれば，彼らは法的強制のもとで契約を締結することになっている．

会員が法律によって決まる「割当金庫」（Zuveisungskassen：船員・農民・炭鉱労働者）だけが，この自由選択制度からはずされた．現在ドイツ人の約88.5％が公的制度のもとで保険に加入しており，その制度は，数のみで判断すれば，「国家保険制度」とみることができる．

これらの公的制度による強制保険の中でも以下のようなグループがある．

・法律により公的制度に加入するよう命じられた強制保険加入者のグループ（収入が強制加入制限以下である労働者と職員（2003年にこの制限は3,825ユーロ，「保護身分の場合」は3,450ユーロ），失業者，現行の生活保護受給者，農民，芸術家と作家，身体障害者，学生，その他）

- 公的制度のもとで保険をうける資格を持っているが，加入を命じられていない（すでに強制されない）自主的に保険をうけている人のグループ（収入が強制加入制限以上である労働者と職員，公務員，独立専門職，低収入の日雇い労働者，その他）
- 公的制度のもと無料でまかなわれる家族会員のグループ（現在400ユーロの「低所得制限」以下の子どもと配偶者）

自主的保険加入者のグループが，金庫選択における自由をもっとも享受している．彼らは，（強制保険のほかのグループと同様に）公的金庫のなかから自由に選ぶことができるだけでなく，民間医療保険制度に切り替えることもまたできるからである（p.24 II-2-2）章参照）．これは特に，収入が強制加入制限を越える労働者と職員に適用される．社会法典Ⅴの173（6）章に基づき，被保険者の家族が選択することができるものは，個々の金庫会員の身分と，その結果生じる選択権によって決まる．

(2) 疾病金庫の役目

社会法典Ⅴの1章に準ずる「連帯共同体」としての公的医療保険制度の役目は，この制度で保険を受けている人々の健康の維持・回復・向上を図ることである．同じく，被保険者は自身の健康に責任があり，それゆえ予防・治療・リハビリテーションに意欲的に取り組むように求められている．このため，疾病金庫は，情報・助言・給付金の方法によって被保険者を援助する必要があり，彼らの健康的で豊かな生活を達成するために努力する必要がある．

これらの目的を達成するために，公的医療保険制度には，健康関連用品の供給と利用に関わるさまざまな基準がある．これらには以下のものが含まれる．

- 質・量・時間の観点から健康関連用品の供給を保障するという国が課した義務（社会法典Ⅴの72，72a，75章）
- 必要性原則に従った健康関連用品の割当（社会法典Ⅴの11章）
- 支払い能力原則に従った保険料に基づく財源（社会法典Ⅴの3章）
- 強制保険（社会法典Ⅴの5章）
- 現物給付の原則（社会法典Ⅴの2(2)章）

公的疾病金庫は，予防，疾病の早期の診断と治療，および医学的リハビリテーションの必要性に従って，現物給付で便益を提供する．手当もまた，疾病手当，妊娠手当，出生補助金，死亡補助金の形で支払われる．

公的制度で保険を受ける人々のための歯科治療は，個人と集団の予防法，保存治療と補綴治療，18歳以下の歯列矯正治療にまで及んでいる（p.36 IV-1章参照）．社会法典Ⅴの28(2)章によると，歯科治療とは，「歯・口・顎の病気の予防および早期の診断と治療のために，歯科技術のルールにより，十分で適切であると認められる歯科医師の活動」でなければならない，とある．

すべての手当ては費用効率の要求条件に従うことになっている（p.44 IV-5章参照）．言い換えれば，手当ては適切で十分かつ費用効率が良くなければならないし，また必要以上に拡大してはならない．不必要，もしくは費用効率の良くない便益を，被保険者側から要求することはできないし，治療者が提供してはならないし，また疾病金庫が承諾してもいけない（社会法典Ⅴの12章）．

疾病金庫により提供される手当のリストは，大部分が法律（「手当制限」）によって決められており，そのため「規定に基づき個々の金庫により提供される特別の便益」は，少なくとも当分の間は例外である．このような状況にあるので，提供される便益のリストの内容は，非常にレベルの高いものとはいえない．

(3) 資金

公的医療保険制度はこれまでのところ，ドイツの保険医療制度の中で最大の支出源となっている．2002年の支出は，総額1,426億1千万ユーロ（約23兆3,900億円*）で，これは同年の合計歳入1,396億5千万ユーロ（約22兆9,000億円*）

---

*訳者注：2008年5月15日現在の1ユーロ164円で換算．

で差し引きされた．2002年の公的医療保険制度に基づく歯科治療の合計支出は68億86百万ユーロ（約1兆1,300億円*）に達し，そのうち35億27百万ユーロ（約5,800億円*）が補綴治療に計上され，11億10百万ユーロ（約1,820億円*）が歯列矯正治療に計上された．歯科治療（補綴治療や歯列矯正治療を含む）は，支出の8.08％を占めた．1981年でのこの比率はほぼ倍の15.23％であった．

疾病金庫の保険金では，賦課方式により，保険料支払い義務のある収入額の具体的比率に基づく保険料によってまかなわれている（「支払い能力の原則」）．保険料支払い義務のある収入は，「保険料算定限度額」までの収入活動による報酬となっており，現在（2003年1月1日）3,450ユーロである．保険料は一般に金庫の種類により異なり，また同一種類であっても異なっている．しかし，1983年にすべての種類の金庫に適用できるリスク構造調整が導入されてから，金庫ごとの保険料率の幅は明らかに小さくなった．

1970年にはまだ8.2％しかなかった平均保険料率は，この30年で大幅に増加した．その理由は，GDPに対する給与総額の割合の低下，公的医療保険制度に基づいて支払われる保険料の大幅な増加，人口動向，医学の進歩である．さらに，過去数年間には，多くの政治的な決定が行われ，他の分野の社会保険や国家予算への負担を減らす一方で，公的医療保険制度の負担を増やすことになった（このやり方は「負担転化」と呼ばれた）．1995年以降の期間だけでも，これらの方策の結果は，公的医療保険資金にとって収入減と約300億ユーロに及ぶ追加出費になった．公的医療保険制度は，これ以外に年間30億ユーロを「保険になじまない給付」（社会政策・家族政策の理由で公的医療保険制度に移管されたもので，厳密にいうと税金から支出されるべきもの）に費やしている．

こうした理由から，旧連邦州（旧西ドイツ）の平均保険料率は，14.35％に増加し（2003年1月1日），新連邦州（旧東ドイツ）の平均保険料率は，同じ時期に保険料支払い対象の総収入に対して平均14.18％であった．平均保険料率を安定させるために，1993年に収入に基づく支出の原則が第一方針目標として法律により宣言され，保険料率安定原則は公的医療保険制度の仕組みに取り入れられた（社会法典Vの71(1)章）．

保健医療の支出は，総じて経済全体に対する総賃金の一定比率でなければならないという要求によって，激しい討論が起こされた．保健医療制度と他の経済領域との密接な相互依存のため，保健医療資金負担は必然的に経済全体および社会全体の両方に深い意味合いを持つものである．一方で，保険料の資金に基づいた医療保険支出は副次的な労働費用であり，そのため保険料率の増加は国際競争力への影響力の観点でも常に考慮されなければならない．他方で健康関連支出は，費用だけでなく収入として理解されなければならない．健康関連支出は経済的資源を消費する一方で，それはまた多くの仕事を提供し，潜在的に経済成長に貢献しているのである．

(4) 資金団体

民間医療保険金庫は，ドイツの法律（「社会法典IV」の29(1)と(3)章）のもとでは公法に基づく自治法人である．疾病金庫の管理機関は，代表総会と理事会である．代表総会は，「ソーシャル選挙」により6年任期で選出される，同数の会員代表者と雇用者代表者で構成される．歴史的理由により，代替金庫（Ersatzkassen）はこのルールの例外であり，その管理機関は被保険者の代表のみで構成されている．「ソーシャル・パートナー」による共同参画の目的は，費用効率，保険料出資水準，需要に応じた便益の調整の観点から，種々の権益が適切に反映されるように保証することである．

各個別金庫の議決機関として代表総会は，金庫規約を決定する独占権を持ち，それゆえに規約により提供される保険料支払い水準と便益の内容と範囲をも決定する．理事会は管理責任があり，また金庫の法的代表および司法管轄外での代表としての責任を有する．理事会はまた，管理業務運営

に関するガイドラインを発行する．

これらの団体の地域を越えた合同利益を保護するために，疾病金庫は州および連邦レベルでの組織に共同参画している．特にサービス提供者との契約の決定および改定においての責任がある．これらの組織に対しては，メンバーの資金によって必要な権限が与えられている．

法律は，自治組織の自治調整権として比較的狭い範囲しか許していない．保険契約のとる具体的な形態に関しては，特に各金庫の規約で大きく異なることはない．自治の合法性付与基盤も比較的小さい．これは部分的には「ソーシャル選挙」への参加率の低さ（45％以下）によるものであり，指名権を持つ組織体が当選者と同じ数の候補者しか立候補させないという「馴れ合い選挙」制度が蔓延しており，ソーシャル選挙はないのも同然だからである．しかし，このような瑣末な批判は別としても，自治の原則は基本的に満足できるものと判断されている．理由は，この制度では，保健医療提供方法を決定することに関係者が直接参加でき，ソーシャル・パートナーシップの例として，雇用者と会員の調和に貢献しているからである．

2）民間医療保険

公的医療保険制度と平行して，民間医療保険部門が疾病の際の経済的保護を担っている．公的制度への加入を義務付けられていない，もしくは加入する資格がない人は，民間医療保険会社に申し込むことができる．補償範囲は契約により決められ，フレキシブルであり，もし必要であれば部分的に保険をかけることも可能である．2001年の終わりには，771万人が民間医療保険の完全保険をかけている．

現在，株式会社の形態あるいは協同組合基準で構成された相互保険会社の形態による約90の民間健康保険会社が存在する．大企業が，彼らの政治的権益を代表するための「民間医療保険協会」(Verband der privaten Krankenversicherung e.V.) を結成している．現在，存在する会員団体は50で，経済的重要性と規模は明らかに異なる．約334万5千人の完全被保険者を擁する3大会社で，全体のほぼ半分（43.4％）の割合を占める．一方で，これらより小さな完全被保険者1万人以下の13の企業は，わずか0.4％に相当するにすぎない．6社は付加保険のみを扱っている．私的保険協会に所属する保険会社に加えて，その他に，大抵は特定の職業を扱う40の小規模あるいは零細規模の相互健康保険団体があり，これらは連邦もしくは州当局の管理下にある．

民間疾病費用完全保険は，公的制度のもとで強制保険をうけていない人なら誰でも加入できる．これに該当するグループは，フリーランス労働者や自由業の人々，公務員および強制保険の制限を越える収入のある従業員などが含まれる．民間医療保険に切り替えたあとは，失業した場合や，毎年調整される強制保険制限を収入が下回った場合を除いて，被保険者は通常，公的制度に戻ることはできない．公的保険制度と異なり，民間医療保険は家族会員を無料ではカバーしていない．つまり，各家族会員は，リスク等価の原則に従って個人ごとに算出された保険料によって，自身の権利で保険をうけなければならない．公的保険制度と違い，民間医療保険会社には契約を結ぶにあたっての法的強制がない．つまり，民間医療保険会社には，保険申し込みを受ける法的義務がないのである．高い健康リスクにもかかわらず受けつける場合は，個人ごとに計算された保険料の追加を課すか，給付に制限を設けてもよいことになっている．

疾病費用完全保険に加えて，私的保険は公的保険を補うための追加料金範囲を提供する．2001年に，約760万人の人々がこの種の補足的な健康保険の補償を受けた．例えば「補足的歯科保険」がますます重要となってきた部分での役割を果たし，それによって，公的保険制度で保証された個人が補綴のコストに関して払うべき超過分は，全部または一部が民間医療保険でまかなわれる．このような超過分の補足的私的保険は，ある特定の状況下では政治家が目的とする被保険者の自己責

任強化を無効にするという理由で，各方面から批判されている．

民間医療保険の一般的な原則は，保険会社が個人契約の条件に従って，医療および歯科治療の費用を被保険者に支払う償還払いの原則である．公的保険制度の現物給付の原則と違い，この場合には，患者と医師・歯科医師の間に個人契約関係と直接の金銭関係が存在することになる．

民間医療保険の重要性は，1970年代半ばから継続的に増加してきている．2001年の保険料歳入は197億6千万ユーロ（約3兆2,400億円*）（前年比7％増）に達し，同年に提供された給付金は139億3千万ユーロ（約2兆2,800億円*）（同4.5％増）に達した．公的保険制度と同様に，民間医療保険もまた医療保険分野での費用上昇に苛まれている．しかし，公的制度が賦課方式で運営されているのに対して，私的保険は予測補償手続を採用しており，それによって年齢とともに増加する医療費は，若いうちから積み立てる「老齢積立金」で保証される．2001年には合計86億7千万ユーロ（約1兆4,200億円*）が，老齢積立金に割り当てられている．

3）特別制度（国軍，警察のための無料医療保障，公務員給付金）

これまで説明した社会および個人の保険形態に加えて，もうひとつ特別な疾病時の社会保障制度が存在する．しかしこれは，保険原則（すなわち危険を引き受けるかわりの保険料支払い）に基づいてはおらず，医療保障の提供もしくは福祉に基づくものである．これに該当する制度は，具体的には連邦国軍と警察のための無料医療保障，社会扶助により提供される福祉給付，および官僚とその他の公務員のための給付金である．合計で人口の2.4％がこれらの特別制度で保障をうけている．公務員のための制度の受益者は，部分的に疾病費用を雇用主により補償され（これは通常，公的医療保険制度に従ってもたらされた雇用主の負担金

---

*訳者注：2008年5月15日現在の1ユーロ164円で換算

の代替である），超過費用リスクは補助的民間医療保険制度により，通常は補償されている（p.24 Ⅱ-2-2）章参照）．

3．共同自治：組織と国家機関

歯科従事者を代表する団体と公的疾病金庫の協調体制は，多くの組織と公的法人で制度化されており，共同で「歯科医師と疾病金庫のための共同自治制度」を構成している．これは，補完性の原則を満たしており，この原則のもとで専門職業者と関連する団体は，国が介入する前に自己責任に基づいて自身の問題を解決することになっている．

1）歯科医師と疾病金庫の連邦委員会（Bundesausschuss der Zahnärzte und Krankenkassen）

歯科医師と疾病金庫の連邦委員会は，社会法典Ⅴの91章に準拠する公的法人である．これは中立議長，さらに2名の中立会員と，9名の連邦保険歯科医協会の代表および9名の疾病金庫中央協会の代表によって構成されている．連邦委員会の役割は社会法典Ⅴの92章で規定されており，それによると，十分で適切かつ費用効果の高い治療を被保険者のために確保するためのガイドラインを発行するように委員会に命じている．委員会の業務は，多くの詳細なガイドラインにより定義されるようになり，その中のいくつかは具体的な便益提供を実質的に決めている．具体的には以下で説明する．

・歯科疾病予防のための方策に関するガイドライン（個々の予防法）
・口腔および歯科顎顔面科の早期診断のための検査に関するガイドライン（社会法典Ⅴの26(1)章第2項に準拠した歯科早期診断）
・公的医療保険制度のもとでの十分かつ適切で，費用効果の高い補綴と歯冠修復の提供に関するガイドライン
・歯科矯正治療に関するガイドライン
・公的医療保険制度のもとで提供される新しい検査と，治療の方法に関するガイドラインと歯科

・治療の結果の事後調査に関するガイドライン
・公的医療保険制度のもとで行われる歯科治療必要性計画に関するガイドライン（「歯科医師のための需要計画に関するガイドライン」）

2) 連邦仲裁会議（Bundesschiedsamt）

連邦仲裁会議もまた社会法典Ⅴの89章に基づく国家機関である．同会議は，公的疾病金庫中央協会と連邦保険歯科医協会からの同数の代表者と，中立議長とさらに2名の中立会員により構成される．構成員は4年の任期を務める．連邦仲裁会議は手順規則を自ら策定する．州レベルでは，地区疾病金庫と州の保険歯科医協会が州仲裁会議を構成する．

もし健康保険制度に基づく歯科治療に関する契約が，全部または一部締結されなかった場合，契約内容は連邦仲裁会議により，会議構成員の過半数によって3カ月以内に決定される．

3) 評価委員会（Bewertungsausschuss）

評価委員会は，社会法典Ⅴの87章に準拠した国家機関である．同委員会は，連邦保険歯科医協会と公的疾病金庫中央協会からの同数の代表者により構成される．議長は歯科医師の代表と疾病金庫の代表との交替制である．もし評価委員会の中で合意が得られない場合は，拡大評価委員会が招集される．これは評価委員会のメンバーと，中立議長，さらに4名の中立会員（そのうちの2名は連邦保険歯科医協会により指名され，2名は公的疾病金庫中央協会によって指名される）で構成される．評価委員会と拡大評価委員会の決定は，社会法典Ⅴの82(1)章に記載されている目的によって，契約合意の法的強制力を持つことになる．

評価委員会は，歯科統一診療報酬表（p.37 Ⅳ-2章参照）を策定する責任がある．診療報酬表は，制度のもとで課せられる項目の内容およびその相対的評価（ポイント数で表示される）を決定する．また，査定基準は，治療項目の説明およびその評価（点数評価）が歯科分野における最先端の科学・専門技術に相応しく，かつ費用効率の要求に相応しいかどうかをも見るために，定期的に再評価される．（社会法典Ⅴの87(2)章）.

4) 保健医療協調行動会議（Konzertierte Aktion im Gesundheitswesen）

連邦保険歯科医協会は，保健医療協調行動会議で保険歯科医を代表している．この団体は，1977年の健康保険費用抑制法により，社会法典Ⅴの141章に準じた国家機関として設立された．連邦保健省は，関係諸団体の発起で，例えば公的および民間健康保険部門，医師，歯科医師，病院の専門家，薬剤師，製薬産業，労働組合，雇用主，州および中央の団体からの代表を指名し，また統一活動のメンバーとして地元レベルでも代表を指名する．

統一活動は，一般国民に医療を提供する責任がある団体へ，保健医療の効率・効能・費用効率を増進するために，経験で得られたデータと提案書を作成し調整する機会を与えることを目的としていた．具体的には，一部では報酬の変更内容に準拠し，公的疾病金庫出資比率の増加を避けるための方法論などを計画し（出資比率安定の優先原則として），医療保険の各分野に関して提言することになっている．何年にもわたって，統一活動はこの種の提言を作成し，経験で得られた医療や経済のデータに基づいた見解を発表してきた．しかし，報酬制度の法規制と予算管理の導入が拡大されたことにより，統一活動は今では明らかにその重要性は低下してきている．

一方で，医療制度についての議論に関与し続けている団体が，社会法典Ⅴの142章で設立された諮問委員会（Sachverständigenrat）である．この団体は，医学・経済ないし社会科学の特別な知識と経験を持った7人の構成員からなり，統一活動が役割を果たすように補佐することになっている．公的医療保険制度が将来も発展するための革新的なアプローチにより，諮問委員会の報告書は医療制度に関する議論をさまざまな方法で活性化している．2000年，2001年の年次報告書では，諮問委員会はまた，詳細にわたって，歯科口腔顎

顔面科疾患の過剰治療，不十分な治療，誤った治療などの問題を取り扱っている．

4. 要　約

代表的な職業団体や学術団体および複雑な横のつながりについて，現在の歯科治療制度の組織構造に関する詳細な内容を説明した．導入部分では，大規模な保健医療金庫である公的医療保険制度（GKV）について記載した．その中で，その被保険者会員制度の構造や，資金調達，配分の形態を，説明した．一つは病気になった際の社会的保護の形態で，その他のものは民間医療保険，公務員のための特別受益制度，連邦国軍と警察のための無料受益制度である．協調組合主義的なドイツの医療保険制度において，歯科医師の職業組合と公的疾病金庫の間の協力体制は，非常に多くの機関と共同自治法人に組織化されており，その中のもっとも重要なものを解説した．

参考文献

1) Beske,F., Hallauer,J.F.：Das Gesundheitswesen in Deutschland：Struktur-Leistung- Weiterentwicklung. 3rd revised new edition, Cologne 1999
2) Kassenzahnärztliche Bundesvereinigung（ed.）：KZBV Jahrbuch 2002, Statistische Basisdaten zur vertragszahnärztlichen Versorgung. Cologne 2002
3) Lampert,H., Althammer, J.：Lehrbuch der Sozialpolitik. 6th revised edition, Berlin 2001, p.237 ff.
4) Statistisches Bundesamt（ed.）：Gesundheitsbericht für Deutschland. Gesundheitsberichterstattung （GBE） des Bundes. Wiesbaden 1998
5) Zdrowomyslaw,N., Dürig,W.：Gesundheitsökonomie：Einyel- und gesamtwirtschaftliche Einführung. 2nd minimal revised edition, Munich/Vienna 1999

III. 歯科医の養成と歯科医業の実践

　ドイツ連邦共和国で歯科医院を開業したい人は，いくつもの指定された資格を持たなければならない．これらの基準（大部分は歯科従事者自らによって制定された）は，均一に高い歯科治療水準を十分に保証する専門知識・技術の基準を，各歯科医師（の志願者）に授けることを目的としている．

1. 学習コースと登録

　歯学を学習するための教育課程の範囲は，診断，歯科口腔顎顔面科疾患の予防法と治療法，そして歯と顎の位置異常の治療である．訓練の目的は，医科歯科の施術者の道徳的規範と調和する，方法論の基本的な知識・実践的技術・個人と社会に対する専門職的態度を授けることである．訓練の原則は，1955年1月26日から始まった歯科医師のための登録規定（Approbationsordnung für Zahnärzte：AppOZ）である．しかし，歯科専従者を代表する組織の見解では，大学で若い歯科医師を教育するにあたって，この規定はもはや時代遅れであり，歯科分野における進歩（特に最新の予防医療の重要性について）を十分に考慮していない．歯科医師のための登録規定は改訂の準備中であり，歯科医療の品質保証に重要な貢献をすることになるだろう．

　歯学学習のための予備資格としてほとんどの団体は，志願者に大学入学のための資格を与える卒業試験（Allgemeine Hochschulreife）と医学課程資格授与試験に適切な水準で合格することを要求している．この試験とコースへは，ドルトムントにある中央在籍権授与局（Zentralstelle für die Vergabe von Studienplätzen：ZVS）に出願しなければならない．医学課程への入学制限は，連邦レベルで課され，学籍は特別な選抜手順によって与えられる．選抜基準には大学入学のための資格を与える卒業試験（Abitur）における評定平均の成績やテスト合格だけではなく，待ち時間（申請した日から実際に学習を開始するまでの間の学期数を含む）がある．

　現在ドイツにある31の大学で，歯学を学ぶことができる．各大学における教育の質の重要な指標は（これだけではないが），学生対助手の比率，言い換えると，助手の数に対する学生の数，である．この比率は「定員規則」（KapVO）に準拠しているが，実際には常に順守できているわけではない．このため，歯学の高い水準を確保するために，自治法人は，歯学を学ぶための入学基準が実際に提供可能な教育定員に基づくように，長期にわたり要求しつづけている．歯学課程の規定学習期間は，10学期（および1期の試験学期）である．前臨床段階は，合計で5学期になり，これは2学期が終わった後の自然科学の予備試験を含み，最後に歯科予備試験がある．これは，同じく5学期からなる臨床段階に進むための基礎コースから成っている．ここでもまた歯科界は，前臨床段階と臨床段階の間のギャップをなくして，学生たちが早く患者治療を開始できるようにすることを目的として，何年も改革を提案し続けている．

　図2は，近年における新規入学の歯科学生数と，資格授与された歯科医師登録数の変動を示している．

　歯科開業を希望する者は，大学の歯学課程を修了した後に申請できる歯科医師としての登録（歯科の開業に関する法（ZHG）の1(1)章）をしな

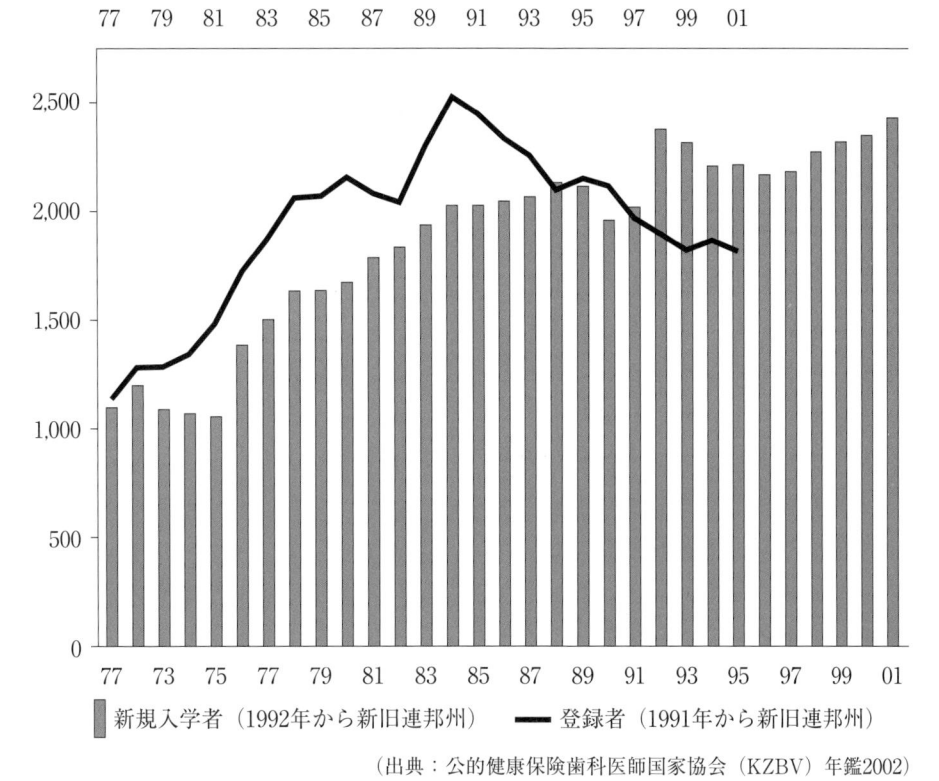

図2 ドイツにおける歯科の入学数と登録数の変動（1971-2001）（1991/1992年までは旧連邦州のみ）

（出典：公的健康保険歯科医師国家協会（KZBV）年鑑2002）

ければならない．歯科開業に関する歯科診療法（1952年）が，ドイツにおける「歯科学の知識に基づき歯科・口腔顎顔面科疾患の専門的診断と治療」（ZHGの1(3)章）を保証する資格がある者を定義している．歯科の開業に関する法律施行開始によって，歯科医師と歯科技師，いわゆる「Dentisten」（I章参照）の間の数十年にもおよぶ軋轢は終止した．なぜなら，このときから後者のグループの全員に対し，彼らが特定の生涯研修課程に参加したという証明を提出できれば歯科医師として登録される，と規定したからである．

歯科医師のための登録法の59章によると，登録申請（歯科開業のための認定）は，歯科医師の試験が行われた州の監督官庁に対して行われなければならない．歯科の開業に関する法の2(1)章は，志願者は歯科従事者の開業のための適切な健康状態を保っていなければならず，歯科医師にふさわしくなく開業するのに信用十分でないとみなされる何らかの罪を犯したことがあってはならない，と規定している．歯科医師としての適性は，

このようにして，知識と技術だけではなくそれに加えて，その他の要件をも必要としている．歯科医師の開業はまた，生涯研修の義務，守秘の義務，施術者本人の責任において職務の個人的研修の義務，重要な診断・治療措置の記録管理と維持の義務，緊急業務に参加する義務，同業者への忠誠の義務など，多くの専門職上の義務がある．

2. 助手としての仕事

学習課程の修了とそれに続く登録は，ドイツでの歯科診療のための基本的な資格である．しかしこれは，私的歯科治療を今すぐ開業するための，純粋な公的条件においては十分であるが，一般的には歯科医師はまず助手として働くことになり，これによって彼らは公的医療保険制度のもとで保険加入した患者をも治療する資格を得ることができる（「保険歯科医として開業するための免許」についてもp.31 III-4章参照）．また，独立した歯科開業の実施は（それは通常公的医療保険制度のもとで治療を提供する業務となるのだが），あら

ゆるレベルでのさらに広範な専門上およびマネジメント上の知識と技術を必要とする．私的開業の歯科医は，保険開業医とその職務に適用される法律の十分な知識と，同様に経営の十分な知識，歯科助手の訓練のための教育技術の十分な知識，治療の実施における組織運営の才能，そして大事なことを言い忘れていたが，歯科医の自治に関係する組織とその機能に精通していること，を必要とする．したがって，助手としての仕事は，主として若い歯科医が自身の診療所運営に関係する，多くの異なる種類の問題にうまく対処できるように訓練することが目的である．しかし今までのところ，若い助手が単独での職業実施に必要な知識や技術を獲得しているかどうか，あるいは獲得できるかどうか，は本人の個人的事情に依存し，つまりは偶発的状況次第である．個人的訓練を実施することは，若い歯科医が自身の診療を実現するために必要な技術をどのようにして獲得するかを決める最大の要因となる．

保険歯科医のための免許規約（Zahnärzte-ZV）の第3章は，登録された歯科医は公的医療保険制度のもとで，少なくとも2年継続して準備期間を修了した場合にのみ，歯科治療できる資格が許されると規定している．準備期間は，歯科医に公的医療保険制度に基づく歯科治療の綿密な特質を習得させるのが目的であり，特に社会法典Vが定める費用効率などの必要性を習得させることである．準備期間の主要部分として，歯科医は少なくとも6カ月以上，1人もしくはそれより多くの保険歯科医の助手または代理人として働かなければならない．彼らが少なくとも1年以上，大学の歯科診療室もしくはそれに相当する施設で，保険歯科医の助手として働いた場合にのみ，歯科医師はこうした状況下で，代理人として認められるのである．保険歯科医の助手としての準備期間の3カ月までは，大学の診療室での同じ期間の仕事によって代用してもよいことになっている．

準備期間中の歯科登録者は，給与受給従業員としての地位を有し，労働法・税法・社会保障法に基づく扱いを受けることになる．最短でも合計2年のこうした準備期間を修了後にはじめて，歯科医師は保険歯科医師協会によって管理されている歯科医師登録簿（公的医療保険制度に基づく歯科医師として開業する免許のための必須条件）に加入することができるのである．

保険歯科医の免許授与は，1993年の保健医療構造法（独立健康保険資金運用下における助手の地位にある医師と歯科医師の採用のための新しい法的および財務的規定を導入した）の効力発生から，厳しい規制に従っている．これは訓練中の助手の雇用情勢にもまた影響を及ぼした．社会法典Vの75(8)章において，保険歯科医協会と保険歯科医国家協会は，新しく資格を与えられた歯科医師が準備期間を完全に修了できるように，十分な環境を提供するための適切な処置を取るよう義務づけられている．

3．卒後研修と生涯研修

歯科のカリキュラムは，必須の基礎を学ぶことを目的としているのに対し，卒後研修の目的は，大学や認められた卒後研修機関で，特定の歯科・口腔顎顔面科の専門分野での深い知識と経験と技術を習得することである．このように「卒後研修」は，特定の歯科専攻への特化を意味する．歯列矯正学（4年），口腔外科（3年），口腔顎顔面外科（顎顔面外科は総合内科の追加的学習を要する）に特化した歯科医師の資格につながる卒後研修コースがある．模範職業規約の15章は，歯科医師が基本的職業名である「歯科医師」に，さらに歯科・口腔顎顔面科の特定分野の専門知識を示す称号の表示を許可している．（専攻の説明）歯科の卒後研修は，州歯科医師会（p.15 II-1-1章参照）によって作成された詳細な「模範大学卒業後教育規約」によって規制されている．これには，専門分野についての説明が記載されている．

医科・歯科領域におけるおびただしい数の新たな発見が次から次へとなされていることから，研修および卒後研修の後にも，歯科治療の実施を補完するために継続的に学習する課程が必要である．これは，模範職業規約がすべての歯科医師に

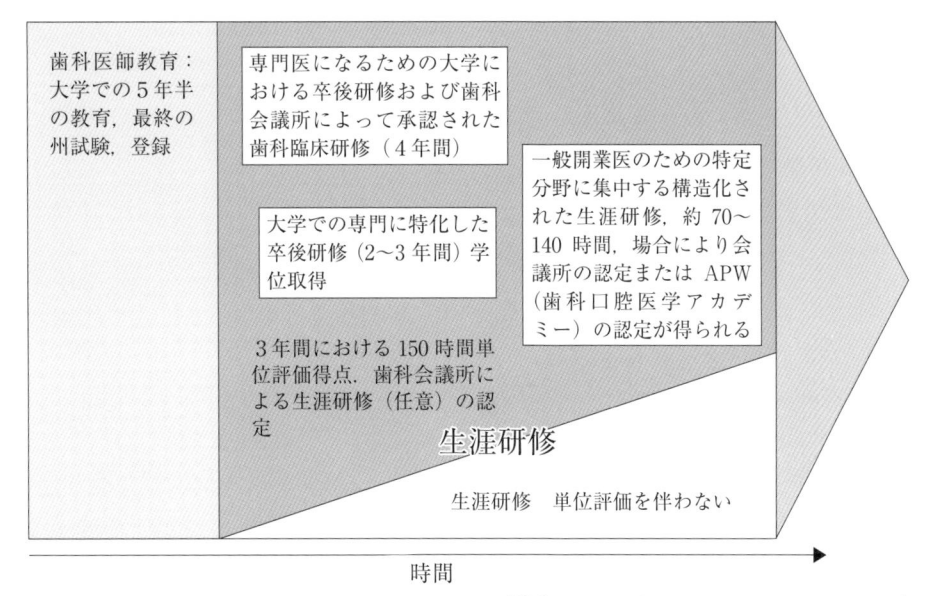

```
┌─────────────────────────────────────────────────────┐
│ 歯科医師教育：   専門医になるための大学に                │
│ 大学での5年半   おける卒後研修および歯科                 │
│ の教育，最終の   会議所によって承認された    一般開業医のための特定  │
│ 州試験，登録    歯科臨床研修（4年間）     分野に集中する構造化さ │
│                                     れた生涯研修，約70〜  │
│              大学での専門に特化した     140時間，場合により会  │
│              卒後研修（2〜3年間）学    議所の認定またはAPW  │
│              位取得                 （歯科口腔医学アカデ  │
│                                     ミー）の認定が得られ  │
│           3年間における150時間単       る                │
│           位評価得点，歯科会議所に                       │
│           よる生涯研修（任意）の認                       │
│           定                                         │
│                         生涯研修                      │
│                   生涯研修 単位評価を伴わない              │
└─────────────────────────────────────────────────────┘
                          時間 →
```

（出典：Bergmann-Krauss/Heidemann, 2003）

図3　研修，生涯研修および卒後研修の関係

実施するよう命じている生涯研修の形態をとっている．臨床研修，単位評価得点が付く／付かない生涯研修，構造化された生涯研修，卒後研修の関係は図3に示す．

この図は，単位評価得点の取得があったりなかったりする生涯研修が，基礎教育修了後の生涯課程であることを示している．構造化された生涯研修は通常，実地で何年か働いた後の専門職生活の後半で行われる．卒後研修および関連専門資格は，原則として，基礎教育後の全日制の課程である．

生涯研修の義務化や，再認定方式での定期的モニタリングを求める声が公の論議でしばしば聞かれる．しかし，治療専門職に関する法律と各州の歯科医師会規則のどちらにも，すでに生涯研修を受ける義務が含まれている．それゆえにこの議論は基本的には，生涯研修の問題が国に課された監視と認可に関する規定された法律の内容であるのか，または適切な動機によって責任を果たすべき歯科医師自身の特権とするかどうか，ということである．

生涯研修は歯科医師会と科学団体により組織されている．この目的のために，多くの歯科医師会が，幅広い関連科目を教育する独自の協会を設立している．

2002年6月1日，連邦歯科医師会は3年のパイロット・プロジェクトとして生涯研修の自発的認定に関する政策文書を採用し，これにいくつかの歯科医師会が参加した．このために，参加した会議所とドイツ歯科顎顔面科学協会は，さまざまな形態の生涯研修を評定する点数制度について合意した．このシステムでは，加算点数は新しい知識習得の認定のためだけでなく，積極的な参加に対して与えられるものである．ドイツ歯科顎顔面科学協会は，ドイツ歯科協会の生涯研修証明や枠組みガイドラインと同様に，独自の生涯研修認定マークを導入することにした．これは，該当する形態の生涯研修に3年間出席し，指定の最低限得点を獲得すれば，認定マークが与えられるというものである．これらの活動は歯科専門有職者が，国の定める「生涯研修の義務化」は不要であることを立証し，歯科修業課程における歯科医師の自治を守ることを意図している．

4．診療所の開設と投資形態

歯科医師の活動の本質は，自身の責任に基づき経済的に自立して職業を実践することである．すべての登録歯科医師は，自由に開業することがで

きる．言い換えると，開業する歯科医師には最初に，（私的開業もしくは共同経営開業で）働きたい場所を選択する自由がある．欧州共同体の法律に基づき，これは欧州連合に加盟する国のすべての歯科医師に等しく適用される．開業に加えて，追加承認（ドイツでの免許付与のように）が必要な場合は，欧州連合市民が平等な扱いを受けるものでなければならない．

1993年から歯科医師は，需要に対する供給が10％以上超過する結果にならない限りは，彼らの選んだ場所で公的医療保険制度のもとで診療をする免許を得られるようになった（社会法典Ⅴの101(1)章）．地域で一般開業歯科医師の供給過多があるかどうかを判定するのは，州医師会と疾病金庫の公的責任である．規定の供給割合は，都市部で1,280人に対し1人の歯科医師，その他すべての地域で1,680人に対し1人の歯科医師である．密集（供給過多）計画地域の割合は，1993年の11.1％から，現在（2003年3月31日）の29.2％にまで増加している．歯科専門職開業に関する追加的な制限が，1993年の保健医療構造法によって課され，これにより歯科医師が公的医療保険制度に加入するのに包括的年齢制限が定められた．（社会法典Ⅴの95(7)章）．1999年1月1日から，保険歯科医として開業できる免許は，68歳で失効する．

新しく資格を得た歯科医師に課されるこれらの規制にもかかわらず，歯科医師の大多数が自身の診療所を開設している．現在78,600人の歯科医師がドイツに存在し，その約81％が開業している．54,600人未満の歯科医師（69％）が自身の診療所を開設し，あるいは診療所のパートナーとして働いている．約9,300人（12％）が，助手あるいは臨時代理歯科医師として，または公的保健医療団体で働いている．それゆえ旧連邦州（旧西ドイツ）における開業医に対する人数は1,305人，これに対して新連邦州（旧東ドイツ）の平均が，歯科医師1人に1,226人である．ドイツにおける保険歯科医のうち，約2,900人が歯列矯正医である．

表3 新しい個人歯科診療施設を設立するために必要な資金（ベルリンを含む旧連邦州）

	1992	2002
	（千ユーロ単位）	
医療／技術設備と設置	170	209
＋建設および改修費用	31	43
＝開業の際の投資	201	252
＋運転資金のローン	51	75
＝全必要資金	252	327

（出典：ドイツ歯科医学会（IDZ）／Apo-Bank, 2003）

独立した職業的地位に替わるものとして，職歴の最初に歯科医師には以下のような選択肢がある．

・大学もしくは同等の機関での研究生活
・連邦国軍の歯科将校としての仕事
・公的医療保健制度での歯科医師としての仕事
・職業組合や歯科医師団体での仕事，歯科産業あるいは医療ジャーナリズムでの仕事

毎年自らの顧客への診療を開始する若い歯科医師の数はすでに長い間，毎年引退していく歯科医師の数を超過していた．これは歯科医師の人口密度が増えていることを意味する．しかし同時に，民間での健康認識とその結果としての歯科サービスへの需要もかなり増加している．診療所を開設したい新人歯科医師にとって，歯科医師の人口密度は，当該地域の競合状況の指標となるため，自身に関わる重要な問題である．最も高い歯科医師人口密度は大都市と大学街でみられ，競争がまた最も激しいのもこうした地域である．一方で，連邦共和国の農村地域は供給不足の傾向がある．

今日の基準に即した新しい独立診療施設を開設するのに必要な資金の平均は，約327,000ユーロ（約5,360万円*）である（表3）．これは10年前より30％も多い金額である．すでにある診療施設を買収した場合は，必要な資金の平均は約260,000ユーロ（約4,260万円*）（表4）であり，交替や追加的投資に必要な資金は，新しい診療所を開設したときよりも，かなり早く支払わなけれ

*訳者注：1ユーロ164円で計算（2008.5.15）

表4 既存の個人歯科診療施設を買収するために必要な資金（ベルリンを含む旧連邦州）

	1992	2002
	(千ユーロ単位)	
正味資産価値プラス新買収分	101	110
＋営業圏	67	82
＋建設および改修費用	8	13
＝開業の際の投資	176	205
＋運転資金のローン	44	55
＝全必要資金	220	260

（出典：ドイツ歯科医学会（IDZ）／Apo-Bank, 2003）

ばならないことに留意することが重要である．開業引継ぎ後，最初の5年のうちに大抵の場合には，追加的な実質的投資が必要となる．既存診療施設の買収取得による経済的利点は，投資決定がかなり長期に分散され，経済背景状況の変化に合わせられることである．計画・準備の理論的段階からはじめるよりも，開業・運営が始まった後の場合の方が，投資の利益性ははるかに正確に評価することができる．

関係者が同意し，その専門性を補完できる場合，歯科医師は新しい開業パートナーシップを結ぶか，すでにある開業パートナーシップに参加することができる．最近の若い歯科医師にとって，特に職歴の最初の段階で，開業パートナーシップが一層人気のある選択肢となっている．実際に，個人開業よりも多くの新開業パートナーシップが現在では開設されている．個人の歯科医師がそれほど多くの資本金を必要としない利点に加えて，この開業形態は，技術やその他の設備の効率的な利用や，それによる著しいコストダウンが期待できる．また，診療でのパートナーとの協力は，特に初心者にとっては職業上および経済上発生した問題に対して，より上手に対処することができる．

ほとんどの場合には，開業資金は歯科医師の資本拠出なしで準備される．平均的自己資本比率は，わずか約5％である．一般的には，出資金からの支出なしで診療施設を開設できなければならない．さもなければ資産を使い果たす可能性があるからである．新たに資格を得た歯科医師は国の援助プログラムにより低利子ローンを申請することができる（たとえば「ヨーロッパ再生計画」（ERP）などの自己資本援助プログラム，「ドイツ補償銀行」（Deutsche Ausgleichsbank：DtA）などの開業プログラム，または「復興のための債権施設」（Kreditanstalt für Wiederaufbau：KfW）のSMEプログラムなど）．

5. 要　約

歯科医師の教育と診療業務は，広範な法律と経済的要求の影響を受けている．この章では，歯学を学びたい人々に求められる条件，歯科医師として登録を申請するときに考慮に入れるべき要点，そして健康保険歯科医師としての業務のための準備期間に課される必要条件について解説した．歯科医業の開業実践のための卒後研修と生涯研修の重要性に注目されたい．また，本章は，歯科医業開業の政治的・経済的側面からの状況論評と，独立専門有職者として歯科医師が診療施設を開業し，そこで働く展望についての論評を最後に付した．

参考文献

1) Bergmann-Krauss, B., Heidemann, D.：Glossar：Zahnärztliche Aus-, Fort- und Weiterbildung. Deutscher Zahnärzt Kalender 2003, Cologne 2003, p. 129-136
2) Birglechner, W., Duddeck, D.：Curriculum Studienführer Zahnmedizin. Berlin etc. 1996
3) Kassenzahnärztliche Bundesvereinigung (ed.)：KYBV Jahrbuch 2002. Statistische Basisdaten zur vertragszahnärztlichen Versorgung. Cologne 2002
4) Klingenberger, D., Schwarte, A.：Investitionen bei der zahnärztlichen Existenzgründung 2002. IDZ-Information No.2/2003

IV. 一般的な歯科治療および公的医療保険制度下での歯科治療の進展と構成

　社会法典 V の法的規制と組織的規制は，公的医療保険制度で働く医師および歯科医師のどちらの治療提供にも関わるものである．これは，公的医療保険開業医の仕事を管理する法律の歴史的経緯を経て生まれたものである．歯科領域に関しては，歯科は独自の権益のもとに専門分野として総合内科から比較的遅く分岐し，タイムラグはあるものの実質的に医学領域の趨勢と並行してきた．1883 年の医療保険法はまだ独占的に「医学治療」のみをカバーしていたが，1914 年帝国保険令は，「登録歯科医師によってもまた」行われて良い医学治療の構成要素とみなし，歯科病理学の治療法が歯科治療として考慮されるようになった．帝国保険庁は 1917 年，う蝕は治療を必要とする病気であり，歯の充填治療は必須の治療項目であると定めた．1922 年，歯科医師の職業団体と疾病金庫の間での契約合意が中央のレベルで初めて締結された．これらの合意はまた，基本的歯科報酬のリストの制定も含まれていた．そしてこれが登録医師および歯科医師のためのプロイセン料金表第 4 部に追加され，1935 年には保険歯科医手数料規則（Kassenzahnärztliche Gebührenordnung：KAZGO）として独立した地位を与えられた．

　歯科治療の進展は実際には，1933 年 7 月 27 日の指令により公法に基づく団体として，ドイツ保険歯科医協会（Kassenzahnärztliche Vereinigung Deutschlands：KZVD）が設立された後の，1935 年の契約規定によって停止した．この契約規定では，健康保険制度のもとで歯科治療を提供するための集団契約条件が策定されていた．帝国労働大臣の「改善法令」のもとで，金庫の補償範囲は 1943 年に，任意助成金方式の給付金として補綴治療に拡大された（歯科補償を提供する公的疾病金庫の場合）．1955 年 8 月 17 日の保険医法の効力発生により，この進展は再び動きをみせ，新たな歯科統一診療報酬表（BEMA-Z）および手続き規定を導入した 1962 年 5 月 2 日の「連邦概要規約」の締結により，新しい基盤の上に置かれた．

　この趨勢と並行して，歯科治療の範囲は継続的に拡大されていった．この経過は，補綴学の進歩だけではなく，科学の発展および歯列矯正，歯周病の治療，予防法，機能的分析，インプラント学への歯科活動の拡大によって特徴づけられている．歯科治療の進展は，歯科開業に関する 1952 年法の 1(3) 章にある定義にも反映され，ここでは，「歯科・口腔顎顔面疾患」は「歯の位置異常と欠落した歯を含む，歯・口・顎の分野での標準からの逸脱するなんらかの兆候」と考えられた．

　これらの決定で，立法府は次第にこうした疾患の概念の拡大を認めるようになり，治療は欠損歯による機能障害を取り除くかあるいは軽減させ，悪化を防ぐものである限り，補綴治療を公的医療保険によって補償される項目の中に含むようになった．通常の咀嚼・咬合・発音を実現するために治療が必要な場合は，補綴治療および歯列矯正治療は，社会保障法が用いる疾病の定義に含まれることを，判例法が定めた．

　歯科治療の進展は，1974 年 8 月 7 日のリハビリテーション調整法により法律に承認され，そのもとで，疾病金庫から補綴治療への助成金を求める被保険者の法的要求が，帝国保険令の中で制度化された．しかしこれ以前から，契約当事者は健康保険制度により提供される歯科扶助の中に歯列

矯正治療を含むことに合意していた．歯科医師と疾病金庫の連邦委員会（p.25 Ⅱ-3-1)章参照）はこの趣旨に基づくガイドラインを作成した．連邦民事裁判所の1974年決定は，補綴治療は疾病金庫と健康保険歯科医師の間の契約によってまかなわれるべきであり，適用可能であれば仲裁委員会の決定に従うべきであると定めた．判決は，歯科医師と患者の間の個人契約関係に基づき，全体的報酬には含まれないが，助成金にふさわしい利益として補綴治療提供の特別な地位を認めた．この判決を基準に，当事者たちは補綴治療を歯科医師のための連邦概要規約および診療報酬表に組み入れた．当事者間の契約交渉の結果，歯周病の組織的治療は1974年7月1日から実質的に歯科医師のための連邦概要規約に含まれることとなった．1977年から施行された法により，歯科技工所の仕事への支払いもまた，公的医療保険制度のもとでの歯科治療契約によってまかなわれることが規定された．

何十年もの間，修復歯科治療と補綴治療に焦点が当てられてきたが，医療保険改革法が1989年1月1日から発効したことによって，集団および個人の予防項目の構成に関して，法に基づく予防処置が初めて制度化された．1996年，この法律が患者と歯科医師の間での超過コストの合意を締結すれば，より高価な充塡材を選ぶことができるように公的医療保険制度に組み込まれた．結果として被保険者がより高価なオプションを選ぶ場合には，疾病金庫はこれ以降，比較的廉価な充塡材の費用を現物給付で直接支払わなければならなくなった．各予防処置は1997年に第2次公的医療保険制度再編法によって拡大された．インプラントとその上部構造が公的医療保険によりまかなわれていなかったが，これらの治療はこれ以降，関連法への追加により部分的に受け入れられた．

公的医療保険の支出の増加傾向（特に入院患者と薬局部門で），人口統計の傾向や疾病率構成の変化および医学発展の観点から，1970年代の半ばには，一連の費用抑制法（p.22 Ⅱ-2-1)-(3)章参照）の形で，公的医療保険制度の契約および報酬構造に対する法的介入が再び必要と認められるようになった．このような制度肥大の明らかな兆候は，特に歯列矯正と補綴治療のいわゆる過大評価を減らすことを目的とした，補綴治療に関する頻繁な法的変更，および歯科治療のための査定基準の度重なる「再編成」にみることができる．

医療保険改革法は，契約合意された報酬構造に直接的法介入を規定し，これによって補綴の場合には，治療と費用計画の策定のための納付金，および材料と研究費のための定額納付金は，許可されないことになった．1993年1月1日に発効された医療保険構造法（GSG）によって，補綴治療・歯冠修復および歯列矯正のための支払いが法的かつ直接的に減額された．この関連法改正により，補綴などの治療に割り当てられた保険点数は，1年間に10％も減少した．公的医療保険制度一致法に従い，1999年だけではあるが，健康保険制度に基づく歯科治療に支払われる包括報酬は再び制限され，補綴治療と歯列矯正治療の歳出にも初めてこの制限が拡大適用された．2000年1月1日から，公的医療保険制度に基づく歯科治療もまた，公的医療保険制度医療保健改革法2000の改正によって，社会法典Ⅴの71(2)章で定められた規制に従わなければならなくなった．その結果，包括報酬額の変更合意は，連邦健康社会保障省による毎年の規定に基づき，連邦共和国領内において個人メンバーの支払う加入者全員の保険金支払い対象収入額の平均変更比率を超えてはならないものとされた．変更比率は，疾病金庫による試算に従い，健康省による決定に基づいている．この法律は，これらの計算の検証を規定していないし，結果の訂正も規定していない．予算に基づいた歯科治療資金調達システムは，当該給付金を管理する法律による明らかな歪みによって，逆の影響を受けた．この歪みは，頻繁な法的介入が需要の変動および治療実施数の減少をもたらしたという事実に起因する．この結果，報酬総量が低水準に固定されることになったのである．

すでに1980年代の始めから，さまざまな費用抑制法によって，合計35％にまで何段階も削減

されてきたにもかかわらず，補綴治療項目を犠牲にした査定基準の一層の削減をめざすことを目的として，公的医療保険制度医療保健改革法2000のもとで，社会法典Ⅴの87(2d)章と92(1a)章は，再び歯科治療項目の査定の再構築とガイドラインの修正を強いるものとなった．

1．公的医療保険適用の歯科治療項目リスト

　歯科治療項目の現在のリストは，社会法典Ⅴの3章の3節（病気予防のための項目），4節（早期病気診断のための項目），5節（病気の際の項目）に明記されている．公的医療保険制度は徐々に予防を志向するようになってきており，現行法はそれに応じて，ますます歯科疾患の予防に優先権を割り当てるようになってきた．社会法典Ⅴの21章に基づいて，歯科医師と州当局の共同による疾病金庫は，12歳以下の被保険会員において，歯科疾患の診断と予防のために対策を講じるように求められている．対策は，学校や幼稚園などの集団を優先して行うことになっている．特に，口腔検査，歯科疾患の状況判断，歯のエナメル質の強化，食事に関する助言，および口腔衛生教育などである．う蝕の高いリスクを持つ子どもたちには，特別プログラムが作成されることになっている．公的制度は地域の歯科法人による長年の主導に基づき，疾病金庫州連合会・歯科医師・州の管轄当局の間で合意をみるようにその枠組みを作成する．疾病金庫中央協会は，これらの方策の内容・資金調達・評価を責任持って実施しなければならない．

　社会法典Ⅴの22章は，集団的な予防処置に加えて，個人的な予防も公的医療保険制度によって提供されるべきである，と定めている．6歳以上18歳以下の被保険者個人は，歯科疾患の予防のため，半年ごとに一回の歯科検診を受けるものとしている．検査は，歯肉の状態，歯科疾患の原因と予防に関する教育，口腔衛生に関する診断比較の編集，歯肉の状態とう蝕のリスク，口腔衛生に関する動機付けと教育，そしてエナメル質硬化促進の方策を網羅する．6歳から18歳の被保険者は皆，臼歯の裂溝充塡を受けることができる．歯科医師と疾病金庫の連邦委員会は，個人予防方策の現状，範囲，記録の詳細なガイドラインを作成しなければならない（p.25 Ⅱ-3-1）章参照）．

　社会法典Ⅴの26章は6歳までの被保険児童における早期疾病診断のための範囲は，歯科・口腔顎顔面疾患の早期診断のための検査，特に口腔の検査，う蝕リスクの判断・判定，食事と口腔衛生に関する助言，およびエナメル質硬化促進や細菌数減少のための方策も含むべきであると規定している．

　予防と早期診断に加えて，公的医療保険の重要なポイントは，臨床的治療である．社会法典Ⅴの28(2)は，歯科治療を　歯科技術のルールに従った予防・早期診断および歯科口腔顎顔面疾患の治療のために適切で十分な歯科医師の活動と定義している．社会法典Ⅴの27(1)章2号によれば，臨床的治療とは歯科補綴学も含む歯科治療を指している．

　したがって，歯科治療には，保存的・外科的治療，歯周病の治療，歯科補綴および歯列矯正が含まれる．保存的治療の領域に関して，社会法典Ⅴの28(2)には，必要かつ費用効率が良いとされる充塡物よりも高価な充塡物に対して，被保険者が支払うべき追加料金に関する特定の条項が含まれている．この法律は，公的医療保険制度における強制補償による特定の治療形態を除外することを明示している．例えば，外科と歯列矯正の複合的処置を必要とする重篤な顎の奇形の被保険者を除き，治療開始時に18歳以上である被保険者の歯列矯正治療は含まれない．歯科治療はまた，機能検査と機能治療を除外しており，また疾病金庫がこのような処置の費用のために助成金が使われることは認められていない．同様のことが，歯科医師と疾病金庫の連邦委員会（p.25 Ⅱ-3-1）章参照）によって定義された稀なケースや例外的な適応症を除き，上部構造を含むインプラント治療にも適用されている．

　社会法典Ⅴの29章では，歯列矯正治療を受ける資格を，医学的正当性から見て，潜在的に咀

嚼・咬合・会話・呼吸を損なう，もしくは損なう恐れのある顎や歯の位置異常を引き起こす兆候のあるグループ，と定義している．保存・外科および歯周治療コストの100％が健康保険で支払われるが，被保険者は歯列矯正治療コストの20％を健康保険歯科医師に払わなければならない．同一家計内に両親または保護者と共に生活していて，治療開始時に18歳以下の被保険児童2人以上が，歯列矯正治療中の場合，二人目とそれ以降の子どものために被保険者が支払うべき割合は10％である．社会法典Vの29(3)章には，治療計画によって決定された医学的根拠の範囲内で治療が終了した場合に適応される公的特別支給制度が含まれている．この場合には，疾病金庫は被保険者の保険金から被保険者個人に治療費用を払い戻すことになる．

補綴の領域では，社会法典Vの30章は，多くの状況に区分している．同規約は，被保険者個人は医学的必要性（歯科治療と臨床技術室で準備された物）により補綴治療を受ける資格があると規定している．補綴治療は歯冠修復を含む．大きなブリッジの場合，治療は最大で上下顎につき4本ずつの欠損歯と左右それぞれで3本の欠損臼歯に限られている．固定補綴装置と取り外し補綴装置の組み合わせのための，疾病金庫の負担金は，1顎につき2つの補綴装置までに制限され，あるいは被保険者が1顎につき3本以下の残存歯しかない場合は，1顎につき3つの補綴装置までに制限されている．補綴治療の場合は，歯科医師によって作成される治療と費用計画に基づいて計算された費用の50％を被保険者が支払うことになっている．歯の健康を維持するための自発的手段，例えば患者が5年間通常の予防検査を受けていれば，この比率は10％ポイント減らされ，さらにその被保険者が定期的に歯をケアして，関連の検査を治療開始の10年前から中断せずに受けていた場合は，さらに5％ポイント減らされる．社会法典Vの30章は，高級補綴オプションのために課された超過費用の追加的規定を盛り込んでおり，治療が始まる前にほとんどの治療を無料の治療と費用計画を作成する歯科医師の義務の規定も含まれている．治療と費用計画の中で提案された補綴の規定は，治療開始前に疾病金庫による承認を受けなければならず，疾病金庫は被保険者個人が支払うべき費用の割合を決定する責任がある．

2. 公的医療保険制度での歯科治療：契約と報酬のシステム

公的医療保険制度による歯科治療は，社会法典Vの72章以下に規制されている．これらの章は，医師・歯科医師・疾病金庫に対し，公的医療保険制度下の被保険者が医科治療・歯科治療を受けられることを保証するために連携しなければならないと明確な法的義務を課している．治療を提供するための法的責任および契約上の責任を果たすことを目的とした医師・歯科医師と疾病金庫が一致団結して協調する共同体制を保証するために，この法律は，公的医療保険制度に基づく医科治療・歯科治療のための骨子システムと全体的規約を規定している．健康保険医連邦委員会と疾病金庫の共同で構成されている連邦委員会のガイドラインと法律上の義務に加えて，これらの規約は公的医療保険制度に基づく医科治療・歯科治療のための重要な法的根拠を制定している．この規約とガイドラインによって，均一で十分かつ適切で費用効率のよい患者のための治療が法によって定められた計画とうまく関連するようになっている．保険医および保険歯科医の組織による契約上・法律上の要請に応える義務を引き受ける相互関係は，開業医報酬を適切な水準に保つための権利である．これは保険医・保険歯科医の団体にあわせて作られた包括的報酬のかたちで提供され，保険医・保険歯科医に分配される．報酬水準や分配基準を決定する原則は，法律によって決められている．

以下に述べる責任は，保険医および保険歯科医の団体に帰属する（社会法典Vの72章）．つまり，法律上・契約上の要請に従って公的医療保険制度に基づく医科治療・歯科治療を提供する責任，保険医・保険歯科医の活動を監視する責任，および保険医・保険歯科医のための包括報酬を配

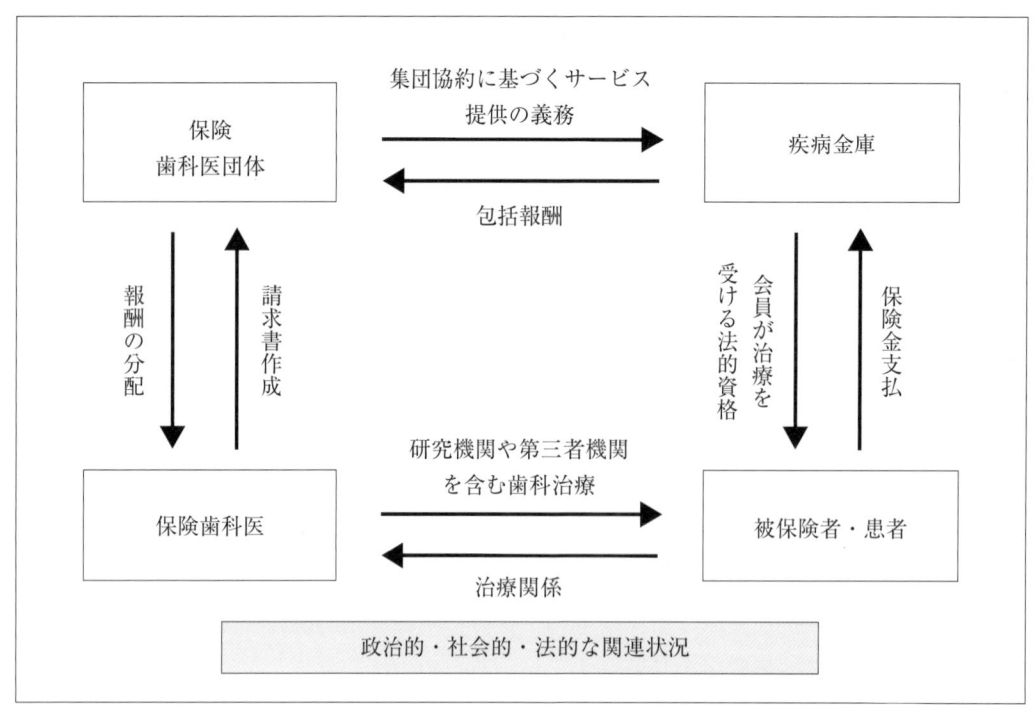

図4 歯科医療システムにおける法的関連性
（ドイツ歯科医学会（IDZ） 2003年）

分する責任，である．保険医・保険歯科医により提供される治療の契約制度における格差を未然に防ぐために，契約が締結されなかった場合，または一方の契約者側が解約を通知した場合には，この法律は仲裁委員会が契約を強制できるとしている．

このような法的背景から，保険開業医の活動を管理する法律は，契約関係が集団化する傾向があるというのがその変化の特徴である．かつては，社会保障によって保証される患者治療および公的医療保険医・保険歯科医のすべての権利と義務の基盤は，開業医と疾病金庫の間での個別の私的契約であった．今日ではしかし，保険開業医に適用される現在のシステムに基づく法的関係は，疾病金庫，被保険者，保険開業医，保険開業医団体という4つの要素からなる，四面図により表すことができる（**図4**）．20世紀初頭の法的状況と比較した違いは，開業医と疾病金庫の直接関係がすでに存在しないことである．

社会法典Vは，保険医・保険歯科医団体の免許と会員制により，保険医・保険歯科医は，関連法律と契約条項に従って被保険者を治療する義務がある，と規定している．被保険者は彼らの疾病金庫から恩恵を受ける権利があるので，被保険者が自分の選択で免許を有する医師・歯科医師を選ぶ権利，およびその医師・歯科医師によって治療を受ける権利は，保険医・保険歯科医の責任において，保険医・保険歯科医を管轄する協会団体の会員資格に基づいて治療を提供する義務を該当する医師・歯科医師に課している．そして協会団体は，公的医療保険制度に基づいて被保険者が医科・歯科治療システムに加入する資格と義務を課している．一方では，被保険者と疾病金庫，そして他方では，保険医・保険歯科医の団体と保険医・保険歯科医という関係者グループは，それゆえお互いに，法的関係を構築していることになる．

社会保障制度によって保険を受けている患者と疾病金庫の法的関係がその会員制度による公法の問題であるのと同じように，保険医・保険歯科医団体と個々の保険医・保険歯科医の法的関係もまた保険開業医団体の会員制度の法的要請による結果といえる．保険医・保険歯科医の権利と義務は，関連法律，ガイドライン，契約合意によって

決められている．この契約合意は，健康保険患者の治療のために，そして医科・歯科およびその他の治療サービスに関する報酬のために，集団協約の手段によって，保険医・保険歯科医の団体と疾病金庫の間で締結されるものである（社会法典Ⅴの83(1)章）．公法に基づく契約である集団協約は，契約当事者の権利と義務を特定するだけではなく，基準を定める効果もある．つまりこれらは，公的医療保険制度のもとで治療を提供する保険医の権利と義務と，疾病金庫の権利と義務を直接決定するものである．保険歯科医連邦協会と疾病金庫連邦協会が連邦概要規約を締結する．この概要規約は，連邦共和国のほぼすべてのための統一基盤に関する集団協約の概略の内容を決定するものである（社会法典Ⅴの82(1)章）．

集団協約に加えて，医師・歯科医師と疾病金庫の連邦委員会（p.25 Ⅱ-3-1) 章参照）によって公表されるガイドラインは，法律上・契約上の責任を果たすための基準を決定するものであるが，これは患者に十分で適切かつ費用効率のよい治療を提供するためである（社会法典Ⅴの92章）．自身の条項の代わりとして機能する，関連連邦省庁による異議申し立ての権利を備えているガイドラインは（社会法典Ⅴの94(1)章），それ単独では，公的医療保険制度に関係する当事者の義務を新たに法制化することはできないが，すでにある法律上・契約上の基準を詳述し，解釈するという重要な機能をもっている．ガイドラインはまた，健康保険制度によってまかなわれる治療方法と薬剤を定義するため，公的医療保険によりまかなわれる項目を正式に詳しく説明する際に重要である．

報酬に対する保険医・保険歯科医の請求は，自身の保険医・保険歯科医団体に対して法的強制力をもっている．このため，健康保険は，保険医・保険歯科医団体に「包括報酬」を支払う．これが負債責任の役割を担う（社会法典Ⅴの85章）．法的構造として，包括報酬は，歯科医師の患者にかかった賃金の請求と相互に関連する．これは現物給付の場合には存在しない．このようなわけで包括報酬は，現物給付としては疾病金庫によって提供される項目のみをまかなうことになる．包括報酬の水準は，包括契約により合意され，関連する疾病金庫に対して有効である（社会法典Ⅴの85(2)章）．包括報酬の変更は，包括契約，保険医・保険歯科医団体，州疾病金庫協会の関係者によって合意される．ここでの重要な要素は，健康保険制度のもとで支払われるべき医科・歯科治療の項目（社会法典Ⅴの85(3)章）の総支出額に関する保険料率安定の原則である（社会法典Ⅴの71章）．包括報酬に関する変更についての基準は，治療費，健康保険制度の医科・歯科治療活動にかかった労働時間，そして法律または関係団体の規定によって制定された治療提供の範囲に基づく場合の医科・歯科治療項目の性質と範囲である（社会法典Ⅴの85(3)章）．医療保険構造法は，包括報酬は保険料支払い責任のある総賃金・給与の変更比率を超えた比率で変えてはならないという効果のために，1993年に公的医療保険制度に基づく歯科治療の共同報酬に「上限」を設けた．しかし，もし合意によって保証された期間に，合計が大きすぎるとわかった場合は，差額は包括報酬における変更として，次回に了解を得ることが許されている（社会法典Ⅴの85(3c)章）．2000年1月1日から，包括報酬の変更は，保健社会保障省によって毎年決定される疾病金庫会員の保険料支払いベース収入変更の平均比率に関連づけられている．その結果，疾病金庫が（提供された治療の程度に関係なく医者もしくは歯科医師の間で分配される）包括報酬の一部を支払うか，または，規定の程度を超える場合には，必要に応じて点数値の合意で控除を規定しなければならない．

包括報酬の分配に関しては，保険医・保険歯科医の地方組織は，独自の分配基準を用いている．治療費分配基準（社会法典Ⅴの85(4)章）は，団体会員の包括報酬総額の分配を規定している．公的医療保険制度のもとで医科・歯科活動が過剰に拡大するのを防ぐための制限が設けられるであろうが，規定される原則は，健康保険制度に基づく医科・歯科治療の性質と範囲である．健康保険医・歯科医師会の治療費精算明細書は，治療費分

配基準に基づいている．州疾病金庫協会との合意による規約を決定するための健康保険医・歯科医師会の自治権の影響下にあるこの基準には，共同報酬の分配をはじめ，請求できる治療項目，治療の請求書作成および支払い規約が含まれている．医師または歯科医師の治療費受領権は，医師・歯科医師に対する管理行為を行う治療費計算書の形で健康保険医・歯科医師会によって規定され，それに対して医師・歯科医師には民事裁判所に訴える権利がある．

保健医療構造法は，「累減ポイント価値」システム（社会法典Ⅴの85(4b)章）を導入し，これにより公的医療保険制度におけるさらに多くの歯科治療の報酬受給が，毎年合計350,000ポイントから20％減らされ，毎年450,000ポイントから30パーセント，さらに毎年550,000ポイントから40％減額された．「公的医療保険における連帯強化法」（1999年）が発効し，これが補綴，歯冠修復，歯列矯正治療にも適用されるようになった．開業パートナーシップの場合は，ポイント制限は，同等の資格を持つ歯科医師会員の数により決定される（社会法典Ⅴの85(4b)章）．これらの規約に対して，組織的反対がかなりの数にのぼったが，それは同時に法的に課された報酬削減とこれが重なったからである．健康保険制度歯科分野では「供給誘発要求」の現象（すなわち保健医療提供者自身の量的増加）が，医科分野よりも十分に普及していないことがその原因であった．これまでの多くの最高裁判決は規約反対に有利な決定を出していない．

個々に請求できる治療項目の内容とポイントで表されるそれらの相対的価値は，診療報酬表（社会法典Ⅴの87(2)章）により規定されており，この基準は審査委員会により定められている（p.26 Ⅱ-3-3)章参照）．委員会は，歯科医師と疾病金庫の同数の代表により構成され，合意に達しなかった場合は，中立会員による拡大審査委員会を開催することで補完される（社会法典Ⅴの87(4)章）．拡大審査委員会は，会員の多数決により診療報酬表を決定する．この基準は契約合意の法的効力を有するものである．該当するポイント数の割り当てによって，審査委員会は各歯科専攻（保存的治療・外科治療，補綴治療，歯周病治療，歯列矯正）の相対的重み付けを決定する．重み付けを決定することによって，委員会はまた，供給水準に対する重要な制御機能を持つことになる．診療報酬表が該当する査定の決定において強制的仲裁に従うと同時に，同じように健康保険制度に基づく歯科治療の供給のための規約もまた，共同報酬の水準がポイントによる付加のために超過する場合で合意に達しなかったときは，公法の仲裁制度に従わなければならない（p.26 Ⅱ-3-2)章参照）．健康保険歯科医師による歯科治療提供に関しては，未契約状態が発生しないことが保証されている．議長・2名の補佐中立会員・歯科医師と疾病金庫の同数の代表で構成される仲裁裁判所の見解は，契約当事者の見解よりも優先される．仲裁決定に対しては，民事裁判所に上訴することができる．

3. 保険歯科医のための契約と報酬のシステム

1) 現物給付と費用返済

ドイツ社会法典（社会法典Ⅰの11章）では，業務形態の便益と，金銭的便益と，現物給付を区別している．社会法典Ⅴの2(2)章は，公的医療保険制度で保険をかけている人々は，社会法典Ⅴで他に規定がある場合を除いて，現物給付というかたちの便益，業務形態の便益を受けるものと規定している．疾病金庫は，法律が明らかに許可している場合を除いて，現物給付による便益提供あるいは業務形態の便益提供の代わりに費用返済を引き受けることはできない（社会法典Ⅴの13(1)章）．費用返済は特に，任意会員の選択権（社会法典Ⅴの13(2)章）に適用され，また，もし必要で時期がきても現物給付の形態で提供できない場合，疾病金庫がその費用を被保険者に返済しなければならない延期不可項目については，疾病金庫の義務に適用される．

健康保険制度に基づくほぼすべての歯科治療と同様に，保存的治療・外科治療は，伝統的に現物給付のかたちで提供されているが，歯列矯正と補

綴治療に関する法的状況は多くの変遷を経てきている．補綴治療は当初，1974年から助成金を受けるに相応しい治療として公的医療保険制度に含まれていた．疾病金庫は治療費用の80%を満たし，被保険者はまた歯列矯正治療の費用を負担しなければならなかった．健康保険歯科医師と健康保険患者の間で締結された個別の契約の原則に基づいて治療は行われた．このため，患者は契約で合意した総額を直接払う義務があり，現物給付の受益資格はないが，金庫の規約により提供される費用返済のみを受ける資格を有していた．1981年の法改正の後，「健康保険費用抑制補正法」の可決により，補綴治療は一時的に現物給付制度に移管されることとなった．そして1989年には，保健医療改革法が，補綴および歯列矯正治療の費用返済制度を導入し，これによって疾病金庫は，治療費の比率による変動助成金で被保険者に返済しなければならなかった．しかし，連邦民事裁判所の判決により，これらの疾病金庫の便益は，費用返済そのものは制定せず，単に「代理現物給付」だけであり，これは被保険者による部分負担の規定を特徴とし，現物給付への対抗原則として制度化されたものではなかった．それ以降何年もの間，こうした項目の現物給付と費用返済の間での中間的な位置付けは，多くの法律の試みに反映され，その中には矛盾するものもあった．

被保険者の契約のおかげで，患者は疾病金庫で治療を受ける正当な資格を有し，疾病金庫は，保険医・保険歯科医の協会との契約を通して要求に応じ，また保険医・保険歯科医が治療を提供する義務に応じることが，現物給付の特徴である．医師・歯科医師と患者との料金支払いに関する個々の契約は存在しない．しかし費用返済制度には，医師・歯科医師と患者の間の私法による治療契約が存在するため，患者は医師・歯科医師による治療の権利を得て，逆に医師は患者から報酬を受け取る資格を得ることになる．したがって，一般に勘定は医師と患者の間で直接精算される．被保険者は，医師・歯科医師への自身の支払い義務とは無関係に，患者が加入する疾病金庫に対し費用返済の権利を有するのである．健康保険医・歯科医師協会を経由した支払いは，全体的な契約が，社会法典Ⅰの53章に準拠して，被保険者の利益になるのであれば，被保険者が費用返済をうける権利は個々の状況下で医師・歯科医師に譲渡されるという趣旨の条件を備えるときにのみ，費用返済制度で許されるのである．

1993年医療保険構造法は，補綴および歯列矯正治療のための改定された費用返済原則を導入した．その結果疾病金庫は，治療費の一部を健康保険歯科医に支払うことで，また歯科医が被保険者に対して疾病金庫によって負担される費用の一部を主張する権利がないという事実から，被保険者に便益を提供するという義務を果たすことができる．1997年の第2次公的医療保険制度改革法で具体化された社会法典Ⅴの29章と30章の改定によって，こうした「不完全な」費用返済の形態から脱却できることになった．同法は，健康保険歯科医は患者に対して疾病金庫の負担額を含む支払いの全額を要求する権利があると規定し，健康保険歯科医師協会を経由した決済は行われなくなった．補綴に関しては固定補助金制度が導入されたため，疾病金庫は医学的に必要とされる特定の処置に必要な実際の治療費と関係なく，被保険者に一定の固定額を支払わなければならなくなった．歯科治療の料金は歯科医手数料規則に則って決められていた．これは，他方では適用が続けられた現物給付の原則に対する対抗モデルとして，費用返済の純粋なシステムを制定したものであった．1999年の公的医療保険における連帯強化法によって，実質的にかつての法的状況が回復された．社会法典Ⅴの29章と30章を改定することによって，補綴および歯列矯正治療の両方を現物給付のシステムに戻したのである．被保険者は割合が変動する自分の保険料を，直接保険歯科医に支払うという方法によって，疾病金庫の負担額はふたたび健康保険歯科医師協会を経由して全額支払われるようになった．

2）特定の治療に対する特別規定

社会保証制度のもとに資格証明を規定する健康保険カードの形式（歯科医師のための連邦概要規約の8(1)章）で認可された治療原則によって，従来の外科治療が提供されるのに対し，特別な契約上の規則が歯周病・補綴・歯列矯正の治療に適用されている．

歯周病の場合には，歯科医師は治療を始める前に歯周病状況の記録を作成し，それを疾病金庫に送信し，金庫は費用が適切であることに合意するというしくみである．疾病金庫は，その歯周病状況記録に関して専門家の意見を求めることができることになっている（歯科医師のための連邦概要規約の2(3)章）．

歯列矯正治療に関しては，疾病金庫は，資格証明を発行するかどうかを決める基準として歯科医師によって作成された歯列矯正治療計画が用いられている．病態が存在し，そのための治療が必要である場合に，証明書が発行される．これが連邦委員会の特定する「歯列矯正適応症群」の範囲に含まれない症状・状況の場合は（p.25 II-3-1) 章参照），計画された歯列矯正治療は健康保険制度で請求することはできない．

補綴治療に関しては，治療と費用の計画書は診断の基準に準拠し（歯科医師のための連邦概要規約の17(1)章），補綴治療を始める前に作成されなければならない．歯科医師は計画書を疾病金庫に提出し，金庫は被保険患者を経由して歯科医師に返送するが，同時に費用が適切であるという合意が得られるしくみである（歯科医師のための連邦概要規約付属書12号の1(1)章）．治療と費用の計画書の承認は，歯科医師によって指示された「未契約項目」も対象となる．承認の目的は，治療と費用の計画書に規定された補綴治療が疾病金庫により支払われるべき範囲を決定する強制的な法的根拠を，被保険者に提供するためである．すべての治療項目に対する承認範囲は一覧化され，治療と費用の計画書にはっきりと規定される．材料費と技工所費用は見積書に表記される．承認（費用支払いの合意）は，社会保障制度により保証された患者と医師の両方に対して，直接の法的効力を伴う管理機能によって規定されることになる．

3）超過料金の取り決め

健康保険制度に基づく歯科治療において，一定の診断のための多くの異なる治療法が充填の領域とさらに特別な補綴治療や歯列矯正治療の領域とに存在するという特殊性を，法律は考慮しなければならない．現物給付のシステムに内在する「全部かゼロか」の原則—つまり社会保障の法律で特定された標準的治療を受け入れるか，あるいは県央保険金庫からの便益を拒否するか—は，利用できる歯科治療が多様性に富んでいることと矛盾する．費用の高い選択肢はそれよりも安価な治療と機能は同じであるが，少なくとも主観的には患者の快適さ（例えば固定式補綴と着脱式補綴の差）や見た目の優位性を伴うものである．旧帝国保険令の182c(5)章は，「超過料金の合意」をすでに認めており，それにより高価な補綴治療オプションを選択した被保険者は，自分で超過料金を支払わなければならなかった．この種の超過料金の条項は，社会保障規約Vの30(3)章において現行の法律にも含まれている．これは，社会保障規約Vの30(1)章により健康保険制度で保証されると考えられた料金を超えるものを含むすべての歯科治療が，超過料金オプションとなると規定している．これは特に，大きなブリッジや固定式補綴と着脱式補綴を組み合わせた装置やインプラント上部構造などのような，当該法で除外された項目と関係がある．その他の超過料金オプションには，社会法典Vの135(1)章に準拠し歯科医師と疾病金庫の連邦委員会（p.25 II-3-1) 章参照）によってまだ認可されていないため，健康保険制度で保証されていない新しい方法による歯科検診や歯科治療が含まれる．同じことが，歯冠修復やブリッジの製造のための最新技術にも適用される．追加的な技工所費用と歯科医師の超過業務の両方の費用が，この種の超過料金合意の原則に基づいて被保険者に課される可能性がある．

IV. 一般的な歯科治療および公的医療保険制度下での歯科治療の進展と構成

1996年の社会法典Vの28(2)章の第2-5節の改定によって，最新式の充填物のための超過料金システムが導入された．充填材料としてのアマルガムについて繰り返し懸念が表明されたので，その他の多くの可能性（アマルガムだけではなくプラスチックやセラミックや金の充填物も）が，被保険者に高価な治療を選ぶオプションを提供することによって認められた．アマルガム充填物に強い難色を示した場合は，疾病金庫は，コンポジット充填物の料金に応じると合意している．もし超過料金合意が締結される場合には，社会法典Vの28(2)章の第2節は，被保険者は歯科医手数料規則の原則に基づき，超過費用に自分自身で対処しなければならないと規定している．こうした場合には，疾病金庫によって支払える額は，現物給付としての最低コストの直接充填物に適用できる額である．社会保障制度で保証された患者でさえも，私的合意の原則に基づく自己負担患者として，すべてのタイプの治療を受ける資格があるというのが，一般的な原則である．このような個人合意は，明確に患者から要求され，書面で締結されなければならない．私的合意が締結された場合，患者は予定される歯科治療は健康保険制度に保証されないこと，そして患者は疾病金庫に対する本人の権利の一部を失う立場にあることを，前もって知らされなければならない．このような場合，支払い料金と支払い期限は，歯科医手数料規則の原則に基づくことになっている．

4. 歯科技工所作業を管理する規定

歯科従事者の歴史を通じて，歯科の技術は，歯科医師の教育と活動において絶対必要な部分となってきた．歯科開業に関する法の1(3)章で定義されている歯科医師の職業的権限は，歯科口腔顎顔面科疾患の診断と治療となっており，歯科技工所業務の条項が含まれている．したがって，歯科医師のための登録規約は，歯科補綴学と，歯科補綴学に含まれる着脱式および固定式の義歯の調整と装着のための試験を規定している．これは社会法典Vで規定され，その30(1)章には，健康保険制度に基づく補綴治療は歯科技工所の業務を含むと記載されている．最高裁判所の判決もまた，補綴治療はあくまでもそのような歯科項目だけではなく，歯科技工所の業務をも含むと認定している．そのため，こうした治療は歯科医師によって提供される業務の中の一つとみなされ，歯科医師は実際の治療に関してだけではなく，歯科技工の要素に関しても患者に対する責任を負わなければならない．

歯科医師が自身の歯科診療施設専用の歯科技工所を運営する場合，それは「診療技工所」であるとみなされ，これは，歯科技工所業務が第三者に提供されず歯科医師自身の診療所にのみ提供されるということが規定された技術サービスに当てはまり，法律に基づいた付属施設に相当する．

社会保障法の観点からすると，社会法典Vの88章は，歯科技工所業務とその報酬の解釈のための特別規定を制定している．疾病金庫の中央組織は，連邦共和国の領内を網羅する歯科技工所業務の請負対象項目の統一リストに関して，「歯科技工士組合連邦協会」（Bundesinnungsverband der Zahntechniker）と同意している．このリストは，連邦保険歯科医協会との相談によって合意を得ることになっている．社会保障で保証された患者の治療のために，歯科技工所の業務への支払いは，疾病金庫州連合会と組合の代表もしくは組合協会との特別な合意によって管理されている（社会法典Vの88(2)章）．これらの合意は，公法に基づく契約によって構成されている．該当法のもとで，合意された料金は最高料金である．社会法典Vの88(2)章では，疾病金庫が被保険者個人と歯科医師の両方に安い値段のオプションを通知することができる権利を認めている．歯科医師によって行われる歯科技工所の業務の値段は，歯科技工士によって同意された値段より少なくとも5％は低くなければならない（社会法典Vの88(3)章）．健康保険歯科医師によって行われる歯科技工所の業務の値段は，共同契約によって決定することができる．こうした外部技工所と診療技工所の間での扱いが不公平であるとして，憲法上の

異議申し立てが繰り返し起こっている.

　歯科技工所業務の責任に関して，患者は複雑な状況に直面している．これは，歯科医師は注文品の加工における失敗のない加工作業に関しては患者に対し責任を有し，一方，歯科技工士は両者の契約条件に関してのみ歯科医師に対して責任がある，という理由からである．歯科医師から歯科技工士に注文が出された場合，これは私法に基づく労働契約となるか，あるいは業務提供契約となり，その契約のもとでは，歯科技工士は契約に準拠して問題のない補綴物の2年間保証を提供しなければならない．しかし歯科医師は，患者に対して，補綴物の何らかの欠陥を含めて歯科医師自身が行う歯科治療全体については，請負契約に適用される法律（民法の611章と195章）に準拠した治療契約に基づく責任がある．そしてこの責任は3年の期限の後にようやく失効する．公的医療保険の特定の領域において，社会法典Ⅴの136b(2)章には特別規定が含まれており，これによって歯科医師は，充填と補綴治療に関して2年の保証期間を提供しなければならない．この期間の間に，歯科医師は無料で，歯冠修復を含む補綴物を取り替えたり，修復しなければならない．明確に歯科医師にだけ適用されるこれらの規定は，歯科技工士の保証義務や当該有効期限に影響を及ぼすことはない．健康保険制度に基づく歯科治療のための連邦仲裁裁判所（p.26 Ⅱ-3-2）章参照）は，予期することのできない生体的または行動関係の反応に関する責任基準を定義することによって，こうしたリスクへの責任に関して必要な制限を課しているのである．

5. 公的医療保険制度で実施される歯科治療の費用対効果と質の保証

　社会法典Ⅴの11章が，公的医療保険制度の個人便益のため社会保障により保証される患者の権利を記述しているのに対し，同規約の12章は，この便益は十分で適性かつ費用効率の高いものでなければならないとし，さらに便益は必要とされる範囲を超えてはならないと記載することで，この権利を具体的に述べている．必要のない，もしくは費用効率の低い便益は，被保険者から要求することはできず，保健医療提供者が与えてはならないし，また疾病金庫が承認してもいけない．

　社会法典Ⅴにより制定された費用効率の要件は，多くの基準により構成されている．すなわち，歯科技術の基準の遵守，妥当性，適切性および必要性である．提供される治療は，歯科技術の基準に従って客観的に適切でなければならず，関連する臨床像の診断に貢献し，疾病の治療や緩和あるいは症状の軽減という目的を果たさねばならない．当該法の定めるところでは，社会保障により保険を受ける患者の権利は，法律の認めた公的医療保険制度のもとで利用できる治療の範囲と同じである．費用効率の範囲を超える便益を，社会保障法律の条項に基づく患者が要求することはできず，したがって，これらの便益は公的医療保険制度のもとで提供される歯科治療のうちには含まれない．

　費用効率の概念は，歯科医師と疾病金庫の連邦委員会（p.25 Ⅱ-3-1）章参照）の定めた，十分で適切かつ費用効率の高い供給に関するガイドラインに具体的に示されている．管轄権を有する健康保険歯科医師協会によって組織された監査団体，および州疾病金庫協会が治療提供の費用効率性を監視している．この監査団体とは監査委員会と上訴委員会である．歯科医師と疾病金庫の共同自治システムによる団体で，両委員会側からの同数の代表により構成されている．この団体は，歯科医師の代表と疾病金庫の代表が交替で議長を務める（社会法典Ⅴの106(4)章）．議決が同数の場合，議長が決裁権を持っている．

　この監査は，健康保険歯科医が活動する全領域に及ぶことになる．これには，照会や薬品の処方箋も含まれる．監査団体の権限は，健康保険制度に基づく歯科治療提供の費用効率を監視する法律によって制限されている．つまり監査の役目は，健康保険歯科医によって提供される業務が健康保険制度に基づいて被保険者が受ける資格のある歯科治療の規約に準拠しているかどうか，またどの程

IV. 一般的な歯科治療および公的医療保険制度下での歯科治療の進展と構成

度まで準拠しているかを決定することである．この監査団体は，項目の正確さや請求総額を立証する責任はなく，またその他の損失や損害を特定する責任もない．監査は，疾病金庫による事前の承認によりすでに保証された便益は対象としない．これは特に，治療と費用の計画書に明記された補綴および歯列矯正治療の費用に応じる疾病金庫の合意に適用される．このような場合には，推測的な費用効率監査は除外される．歯周病の治療は，ガイドラインに規定された予備治療と系統的治療の間隔が守られていない場合にのみ，推測的な費用効率の監査を受ける．

治療と処方箋の費用効率監査の手続きは，包括契約により合意された手続き規約によって決定される．診断，医薬と治療補助の処方，医療診断書の発行，および入院患者治療は健康保険制度においては歯科領域では一般医学治療ほど重要ではない．そのうえ，提供される治療は，多くの場合に患者の直接視診によって立証でき，特に充塡や補綴治療の場合にあてはまる．

社会保障規約Ⅴの106(2)章では，健康保険制度に基づく医療の費用効率監査のさまざまな形態を規定している．すなわち，平均価格の原則に基づいた開業医本位の医療項目の立証または開業医により処方された治療項目の立証，基準価格を超えた場合の開業医関連の立証，開業医関連および被保険患者関連の特定された開業医の四半期毎総数のランダムサンプルによる開業医の検証である．比較統計の方法による治療費用効率の立証は，健康保険制度に基づく一般医科分野では早い時期から導入されたのに対して，歯科分野では，立証が個々の案件ベースに基づいて行うことが具体的に合意されており，そのため，不均衡な問題と出費がなく実行が可能な場合，監査は常に個々の治療に基づくものでなければならない．しかし個々の案件に基づく立証は，連邦民事裁判所によって医学的に指示された治療の直接決定が可能な場合にのみ許される方法論であり，この目的のためには客観的な診断の証拠書類だけでは不十分である．この原則に基づき，連邦民事裁判所の判決は実際には個別案件の点検は非常に例外的な場合にのみ可能であり，比較目的のために適切な数の案件を監査に含めるのは不可能であるとした．これが根拠となって，立証基準は次第に健康保険歯科治療のための全体的監査の方向へと切り替えられた．

この判例では，健康保険制度に基づく歯科治療の特殊性が十分に考慮されなかった．この制度の中では，治療記録とその他の証拠書類が，個別案件における実際の治療状況を立証することを可能とし，したがって比較統計的審査よりも治療の現実性へのアプローチが容易になった．裁判所は，比較的高い許容範囲の基準値の使用による監査手順の曖昧さを少なくするために，こうした統計比較のための多くの基準を設けた．例えば，請求された治療の平均と監査を受けた健康保険歯科医師の治療の間で明らかな不均衡があり，当該治療がその診療の特殊な性質（特殊な検査方法や治療，患者の身体的特性または特殊な局所的状態）に起因することを歯科医師が示すことができない場合に，費用効率が低いとの疑いが生じるのである．

健康保険歯科医師により提供される歯科治療の大部分（特に歯周治療，歯列矯正治療，補綴治療）は，かなり長期間に及ぶ高額な治療形態であることがその特徴である（歯列矯正の場合には何年にも及ぶ）．その結果，治療と費用の計画書に基づいて決定した費用に対応する疾病金庫の合意は，事前の治療費用効率の評価と等しくなる．そのため，社会法典Ⅴの106章に準拠した推測的費用効率監査は存在しない．治療の事前計画に関しては，契約合意の原則に基づいて専門家に意見を求めることが，疾病金庫には許されている．専門家は歯科医師の自由を損なうことなく，適用できる歯科技術の基準の観点から適切な治療を決定することを求められ，提案された治療方法が対象治療に相応しいかどうか意見を述べるようにと求められる．その治療費用に応じることに合意することで，疾病金庫は，患者と歯科医師の両方に対する法的義務を負うことになる．

このように，専門家の意見を求め監査を行う一

定の権限を疾病金庫の医療サービスに与えている社会法典Ⅴの275章の規定によって，この種類の治療は無効にされることなく，特定の処置により保険が受けられる仕組みになっている．疾病金庫と保険歯科医の間の契約により合意された専門家意見は，このようにして優先される．

費用効率の監査に加えて，社会法典Ⅴの83(2)章における法律では，特にランダム・サンプル・ベースで行われる保険開業医の団体による信憑性チェックが規定されている．これらのチェックは，業務を行うのに費やされた時間に関して，一日ごとに請求された仕事量を主に対象としている．「日々の業績」の編集のために使われ健康保険制度の一般医療分野のために発展したこの監査手段は，歯科の現状に置き換えることができない．なぜならば，保険歯科医により提供された広範囲の治療が，請求書を出した当日に行われていないためである．これは，補綴治療と歯列矯正治療の両方に当てはまる．

保険医に適用される社会法典Ⅴの135a章に規定された品質保証の要請は，同様に保険歯科医にも適用される．提供された治療は適切な科学技術の状況と一致していなければならず，また関連専門分野として適切な質的基準に従わなければならない，と記載されている．自治制度に基づき，歯科という職業は，独自の主導権により，制度の質だけでなく経過と結果の質を高めるために，例えば生涯研修や卒後研修の促進，品質管理サークル，衛生状況と歯科業務設備の発展など，多くの方策を採用してきた．高い費用の診断と治療の必要性と質のための基準に関して，社会法典Ⅴの136a章によって規定されている．健康保険制度に基づく一般医科領域で行われている品質保証の方法は，歯科医師と疾病金庫の連邦委員会（p.25 Ⅱ-3-1）章参照）による規定はなく，歯科分野ではまだ確立していない．

法律は，保険歯科治療の分野での特定の品質保証方法を，責任に関する規定と関連づけている（歯科技工所の義務という側面はⅣ-4章（p.43）で述べた）．保険開業医の活動を管理する法律の原則は常に，保険医・保険歯科医が市民契約法の規定に従って被保険者に治療の責任を負うものと規定してきた（社会法典Ⅴの76(4)章．社会保障制度により，担当保険医・保険歯科医と保険を受ける患者の間の現物給付システムには，個別の法的関連性はほとんどないが，民法の責任条項は治療と関連して適用される．保険歯科医のために，この責任は，歯科医師に充填物と補綴に関して2年間の保証を提供するように義務付けた社会法典Ⅴの136b(2)の第3節を拡大適用している．この期間に，歯科医師は無料で，同一の部位を再び充填しなければならないし，歯冠修復を含む補綴物の交換・修理を行わなければならない．こうした要件のほかにも，さらに長い保障期間が，健康保険歯科医師協会と州疾病金庫協会の間で合意される可能性があり，また保険歯科医と疾病金庫の間で個人または集団契約として規定される可能性もある．疾病金庫は，これらについて追加支払いを行うこともできる．患者により長い保証期間を提供する保険歯科医は，このことを自身の患者に伝えても良いことになっている．これらの規定が意図したものは治療の質の向上であったが，今のところ技術的な関連性はほとんど想定されていない．連邦仲裁裁判所（p.26 Ⅱ-3-2）章参照）によって例外のリストが列挙された結果，歯科医師の側では無過失保証責任に従って表されている社会法典Ⅴの136b(2)の第3節により規定された保証義務を，現在では過失要因として考慮に入れている．

さらに，社会法典Ⅴの136b(2)には，歯科医師と疾病金庫の連邦委員会（p.25 Ⅱ-3-1）章参照）は，充填物と補綴治療の品質基準もまた規定する必要があるという条項が含まれており，「歯科技工士組合連邦協会」（Verband der Zahntechniker）がこれらの基準の策定に関与すべきである．

6. 私的歯科治療とその報酬

公的医療保険の領域以外に，市民契約法の規定が歯科医師と患者の合法的関係にそのまま適用される．自己負担患者が歯科治療を開始した場合，

民法の611ff.章に準拠したサービス契約として分類される治療契約が患者と歯科医師の間に発生する．特定の意図を暗示する行為により暗黙のうちに締結されるこのサービス契約は，契約締結の法的資格を管理する規則，または未成年の場合には，契約締結のための法的無能力（民法104章），もしくは契約締結のための資格制限（同106章）に関する民法の条規によって制約されている．したがって，未成年の患者の場合は，両親による了解の形で，患者の法的代理人の合意が必要である（民法1357章）．

契約全体としての法的状況の観点からは，関連業務契約の条項に制約される技術業務としての補綴治療における調整の重要性は，副次的である．業務契約の性質に従い，歯科医師の契約責任は，医学技術に準拠し科学的知識に基づいた診断と治療の形式での，治療上の処置の提供にある．成功保証は契約の要素ではない．歯科医師は技術の基準に従った治療のみを約束し，成功（完治）は約束しないものだからである．

治療契約の具体的要素は，患者と個人的な合意を得なければならない．治療に関する歯科医師の責任リスクには，二つの要素がある．第一は，治療契約不履行の場合における義務の原則に従った責任で，特に技術基準に従った治療責任を果たせなかった場合である．これが治療契約外で生じる主な義務である．そして第二は，患者の身体や健康に対する損傷もしくは患者のその他の権利侵害に関する不法行為（民法の823ff.章）の原則に従った責任問題である．過失による責任は，意図的行為と怠慢に限定される．この理由のため，治療の失敗は必ずしも医療過誤ということにはならない．医療過誤は，広く認知された歯科学の原則の違反によるものである．歯科医師は，職務を適切に行う歯科医師に標準的に期待される治療を，自分自身に課された責任を意識して行うことを要求されている．歯科医師はまた，いかなる場合でも，自分の従業員と代理人（特に歯科助手と助手歯科医師，臨時代替医師）の過失責任を負わなければならない（民法の831章）．

治療責任を果たす際に有罪過失を起こした場合は，その歯科医師は，発生したほとんどの物損に関する責任があり，特に治療と薬剤の費用に関して責任を持ち，またもしも患者の稼得能力に悪影響を及ぼした場合には，収入の損害に関しても責任がある．不正行為により生じた責任に関しては，患者は一定の条件のもとで損害だけではなく経済的な補償を要求することができる（民法の847章）．治療契約により生じた損害への要求は，3年後に失効する（民法の195章）．不法行為により生じた損害（民法の823章）への要求は，30年後に失効する（民法の199(2)章）．

7．治療に関連した歯科医師の特別義務

法律用語では，医師・歯科医師の治療効果は，身体への傷害—即ち身体の完全性や快適性の障害—となるので，身体に受ける傷害が治療のためであり正当であるとの理由づけのため，患者の同意が必要である．これは，患者の自己決定の権利と，自分の身体の完全性に対する患者の不可侵権の両方によるものである．同意を有効なものにするためには，同意の理由と，何に同意しようとしているのかを知るために，患者は提案された治療に対する賛否を判断できる適切な情報を得ていなければならない．したがって，有効な同意は，患者が自分で決定する状況（適切な診断，提案された治療の性質と範囲，予想される治癒や改善の程度と可能性，その他の適切な代替治療の可能性，治療で起こり得るリスクや避けられないリスク）を認識しているかどうかによって決まる．これらの法的条件では，歯科医師に総合的な情報を提供する義務を課している．治療の一部として歯科医師によって個人的に提供される情報は，少なくともその歯科処置の性質，重要性，結果の基本的要素を示すものであり，また患者の理解能力に合わせたものでなければならない．また，情報提供義務の範囲はリスクの水準，処置の緊急性，患者個人の情報必要度によっても変わる．

治療従事者における治療と関連した義務の一つに，職業上の守秘義務がある．医療機密保持の義

務は，歯科従事者の規定と刑法の規定との両方が根拠になっている（刑法の203章）．守秘義務は，医業従事者としての歯科医師本人の権限範囲内で歯科医師にゆだねられ，または歯科医師に知らされたすべての事柄に適用される．これらは患者の健康状態と治療に関する医学的事柄だけではなく，一般に知られていない患者の個人的状況に関する詳細や個人的コミュニケーションも含まれる．職業上の守秘義務はまた，歯科医師が職業上の活動を通じて接触した団体や個人，例えば歯科医療費事務所や歯科技工士などに対しても適用される．職業上の守秘義務は，歯科医師自身だけでなく，その従業員と代理人，および業務執行の準備のために診療所で働く者（助手の歯科医，臨時代理歯科医，歯科助手，実務教育の学生およびその他の被教育者）もまた遵守すべき義務である（刑法の203(2)章）．職業上の守秘義務に関する例外はほとんどないが，例外となるものは，患者による特別許可があった場合である．その他の正当な理由は，高度な法的保護対象に対する脅威（刑法の34章に準拠した「緊急の正当性」），正当な利益の追求に関する特定の状況（例えば，未収料金の回収，犯罪訴追手続き，歯科医師開業権の売却），連邦伝染病法に基づく強制告知，また，切迫した犯罪の警告義務（刑法138章）などである．職業上の守秘義務の一環として，歯科医師はまた証拠を提出するのを拒否する権利を有する（刑事訴訟法の53章，または民事訴訟法の383(1)章6番に準拠する）．連邦情報保護法による患者データの保護は，医業従事者の守秘義務の意味から，非常に重要である．

医業従事者の情報関連義務のその他の面では，治療文書の編集をする職業上の義務から生じるドキュメンテーション要求があり，また，患者との治療契約に基づく独立した付属的契約の義務もある．連邦概要規約によって，保険歯科医は各治療患者の記録を保持する義務があると規定されており，これには個々の治療，治療した歯，もし必要ならば診断と治療データの詳細が含まれる．これらの記録の保存に関する特別な義務があり，これに関して患者は，正当な理由がある場合，個人的に閲覧する権利を持っている．ドキュメンテーション要求に従うことができない場合は，職業上の義務違反となり，保険歯科医に課された義務に抵触する．また一方でこれは，患者側から損害賠償請求を起こすことができる契約違反に相当する．

8. 報酬に関する歯科医師の権利

自己負担患者の治療報酬に関する歯科医師の権利は，民法の611章と612章に基づいている．これらの法律は，患者は治療契約の条項に基づき合意した額を支払う義務があると規定している．報酬に関する特別協定のある場合でも，無料で治療されることを想定する権利が患者にあるとする明白で特別な状況でもないかぎり，治療は当然有料であるとみなされる．歯科医師には一定の状況下では，社会保障制度のもとで患者が支払わなければならない超過総額についての特別な情報を提供する義務がある．報酬の権利は歯科治療に関係しており，これは，歯科医師自身によって治療されたものか，あるいは歯科医師の責任と監督のもとで治療されたものかのどちらかである．歯科医師は，異なる料金を設定する料金基準が適用される場合を除き，自身の裁量で自由に業務の報酬を決定することができる（民法の316章）．報酬額に関する合意がなされていない場合には，報酬額は公的料金基準（関連業務に対する基準が存在する場合）によって決定される（民法の612章）．1987年10月22日に出された歯科医手数料規則（GOZ）は，歯科治療のための公的料金基準である．

したがって歯科医院での支払いは，通常は私的料金基準（GOZ）により決定される．この料金基準は，連邦参議院の合意を得て連邦保健省の執行命令により発行される．つまりこれは国によって規定された公的な基準であり，公務員に関する国の便益の査定基準となるので，連邦州の経済的利害関係もまたこの中で役割を果たしている（p.25 II-2-3)章参照）．私的料金基準の1章によ

ると，料金に関する自由合意は，一定の制限の中でのみ認められ，ルールとして適用できる私的料金基準によって料金率が規定される．私的料金基準の付属文書としては，歯科治療のリストを含む料金表があり，それぞれに特別な料金が割り当てられている．これは，その料金表のなかで個々の治療に指定されたポイント数にポイント値を掛けることにより計算される．歯科医師が請求する金額は，規定料率の1～3.5倍の範囲内である（私的料金基準の5(1)章）．実際の金額を決める規準は，公平な基準の見積もりによる，治療の難易度，費やされた時間，実際に行われた治療状況である．私的料金基準の5(2)章は，料金表のなかで表された額の1～2.3倍の範囲内であるべきとする「標準料金」を規定している．2.3ということでの因数は，平均的な難易度で平均的な継続時間の治療に対して適用される．もし歯科医師が基準値よりも高い乗数で報酬を見積もるのであれば，患者の要望があればその乗数を選択した理由を示し，係争があった場合には当該基準の正当性を証明しなければならない．逆に，歯科医師は公的報酬基準で決められた料金より不当に低く料金設定してはならない．つまり，歯科医師は1倍より低い乗数を適用してはならない．これとは反対に，明文化されていない場合，料金は一般的な治療諸経費と歯科機材・装置の使用による間接費を含むものとみなされる（私的料金基準の4(3)章）．歯科技工所費用や，薬剤，手当て用品，材料の費用は別に課金することができる．医師のための私的料金基準（GOÄ）に当該料金が含まれている場合には，料金基準に含まれない項目はこの規定に従って課金される．これとは別に，同等の治療項目は類推によって見積もりが作成され，適切なガイダンスが専門機関から提供されることになっている．

報酬額はまた，歯科医師と患者の間で締結される合意によって決定することができる．特定の状況によっては，私的料金基準の有無にかかわらず，この種の合意はやはり歯科医師と患者の間でかわされなければならない（私的料金基準の2章）．こうした合意は，文書化され，すべての報酬が関係団体により補償されるわけではないという主旨の説明を含むべきである．私的料金基準でも医師のための私的料金基準でも規定されない治療の場合には，治療自体の詳細と治療のために課される料金の詳細は文書で合意される必要がある．この合意は，当該治療は「特別に必要とされた項目」であること，それにより返済が行われないかもしれないという主旨の説明を含まれてしかるべきである．材料と技工所の料金は，実費ベースで請求される．私的料金基準の10(1)章は，報酬は請求書に対して支払われるべきであると規定している．報酬は，治療を受けた患者か，当てはまる場合には治療契約を締結した人物—すなわち，民法の1357章により規定された法的代理人もしくは配偶者—によって支払われるべきである．医師・歯科医師から要求された報酬は，3年後に失効する（民法の199(1)章と195章）．

9. 要　　約

1883年の公的医療保険の設立以来，保険対象の歯科治療項目のリストは，範囲と構造の両面で，絶え間ない変更に影響されてきた．第一に，疾病概念の拡大によって，治療の範囲は継続的に拡大したものの，1970年代半ばからの一連の費用抑制法の結果，契約条項や許容される治療の規定において国が干渉する度合いが目に見えて増大してきた．関連法律には，歯科治療のための診療報酬表の度重なる「再構築」が含まれていた．補綴治療と歯列矯正治療はこのような法的変動を何度も受けてきた．この章では，責任に関する法律について具体的な参照を付して，補綴治療と歯列矯正治療に適用される特定の状態，および超過費用に関する合意，個人歯科治療を含む歯科治療の法的根拠などについて述べた．

参考文献

1) Forschungsinstitut für die zahnärztliche Versorgung (ed.)：100 Jahre Krankenversicherung. Standortbestimmung und Weiterentwicklung des Kassenarztrechts. Berlin 1984

2) Muschalik, T.: Besonderheiten der vertragszahnärztlichen Versorgung. In: Schnapp, F. E., Wigge, P. (eds.): Handbuch des Vertragsarztrechts. Munich 2002

3) Tiemann, B., Tiemann, S.: Kassenarztrecht im Wandel-Die gesetztliche Krankenversicherung zwischen Kostendämpfung und Strukturveränderung. Berlin 1983

V. マクロ構造データの国際比較

健康関連商品の生産と分配は，以下の3つの異なるレベルについて考えることができる．A) ミクロレベルでは，歯科医師と口腔の健康の「共同制作者」と考えられる患者との間の健康「制作」の過程を分析することができる．B) メゾレベルでは逆に，例えば健康保険歯科医師協会と疾病金庫協会の報酬交渉など，焦点は団体の活動に絞られる．C) 最後に，マクロレベルは，健康医療のマクロ社会学的側面と関係するが，その観点は，歯科医師に割り当てられた社会機能，これらの機能から生じた健康政策の目的，社会から歯科医療に割り当てられた資源の性質と量（保健医療制度における物品の生産の構造と基準），マクロ社会学的に，重要と見なされる保健医療の目標を達成するための社会による規制の特定手段・方法に関するものである．

マクロレベルはその総合性の高さにより，ミクロレベルやメゾレベルとは異なる2つの要素を持っている．第一に，対象とする個人（「経済的課題」）は，集団（例えば，公的医療保険制度で保険を受ける人々のグループ，保険歯科医のグループなど）または部門（歯科医療部門）に統合される．そして第二に，関係商品はグループに統合される．高度に統合されたマクロ経済データを生み出すために，ミクロ経済現象を統合した一つの結果は，情報の喪失である（個々の状況に関する結果は統合されたデータからは得られない）．しかしまた一方で，統合は優れた全体的視点を生み出し，制度比較（ベンチマーキング）を可能にする．

1. 保健医療費の国際比較

マクロ構造の観点では，保健医療費に計上された国内総生産の割合（特に歯科治療と補綴における支出）はとりわけ興味深い．なぜならこの統計上の変数は，その社会的重要性を反映しているからである（表5）．

まずはOECD加盟国の総医療保健費の比較から始めたい．順位の下端にはトルコ，メキシコや東欧の旧共産国などの国があり，それらのすべてが発展「追いつき」段階にある．しかし，これらの国の経済発展はまだ，アメリカや西欧に比べると著しく低い．絶対的にも相対的にも，保健医療費の最高水準にあるのはアメリカである．2位，3位はスイス，ドイツで，幾分遅れて追随している．マクロデータから明らかになる第一の事柄は，すべての症例における健康関連商品は，絶対的にも相対的にも，繁栄するほど（GDPに反映されて）重要になってくるということである．健康は「優れたもの」を構成し，収入が上昇するほど相対的需要は上昇する．つまり，国内総生産に占める保健医療費の割合は，ずっと変わらないわけではなく，経済力が上昇につれて増加する．これは，1人あたりの収入が保健医療支出額の水準に強い影響を与えることを意味している．OECD加盟国から選んだ国々の数値に基づくロバート・レウ（Robert Leu）の研究では，国ごとの支出額の差の85％が，1人あたりの収入の差によって説明できるとしている．国際比較は，経済力の強弱に一致して，保健医療費が広く拡散していることを明らかにしている．絶対値では15倍（購買力平価で算出），相対値では3倍の差がある．

保健医療費水準を決定するその他の決定要因と

表5 保健医療に関するマクロ構造データの国際比較

国	1人あたりの保健医療費（USドル購買力平価）(2001)[1]	GDPに占める保健医療費のパーセンテージ(2000)[1]	GDPに占める歯科治療の総費用のパーセンテージ[1]	保健医療費に占める歯科治療の総費用のパーセンテージ[1]	歯科医師人口比率（住人1,000人あたりの開業歯科医師）[2]
オーストラリア	2,211	8.3	0.4 (1998)	5.1 (1998)	0.4 (1998)
オーストリア	2,162	7.4	0.8 (1991)	10.7 (1991)	0.5 (1998)
ベルギー	2,269	8.7	0.2 (1988)	3.2 (1988)	0.7 (1998)
カナダ	2,535	9.1	0.7 (2001)	7.4 (2001)	0.6 (2000)
チェコ共和国	1,031	7.2	0.4 (1998)	5.2 (1998)	0.6 (1998)
デンマーク	2,420	8.3	0.5 (1996)	6.1 (1996)	0.9 (1995)
フィンランド	1,664	6.6	0.4 (2000)	6.2 (2000)	0.9 (1998)
フランス	2,349	9.5	0.5 (2000)	4.8 (2000)	0.7 (2000)
ドイツ	2,748	10.6	1.1 (1998)	10.6 (1998)	0.8 (2000)
ギリシャ	1,399	8.3	0.3 (1992)	3.9 (1992)	1.0 (1995)
ハンガリー	841	6.8	—	—	0.4 (1998)
アイスランド	2,608	8.9	0.7 (1999)	7.7 (1999)	1.1 (1997)
アイルランド	1,953	6.7	0.3 (1992)	4.3 (1992)	0.5 (1998)
イタリア	2,032	8.1	—	—	0.6 (1997)
日本	2,012	7.8	0.5 (1999)	6.6 (1999)	0.7 (1996)
韓国	893	5.9	0.1 (1995)	1.8 (1995)	0.3 (1997)
ルクセンブルク	2,613*	6.0*	0.1 (1999)	2.4 (1999)	0.7 (1998)
メキシコ	490	5.4	—	—	0.7 (1990)
オランダ	2,246	8.1	0.3 (2000)	3.9 (2000)	0.5 (2000)
ニュージーランド	1,623	8.0	0.3 (1993)	4.6 (1993)	0.4 (1997)
ノルウェー	2,362	7.8	0.3 (1991)	3.6 (1991)	1.2 (1998)
ポーランド	558*	6.2*	—	—	0.5 (1997)
ポルトガル	1,441	8.2	1.7 (1985)	26.3 (1985)	0.3 (1998)
スロヴァキア	690	5.9	—	—	0.5 (1998)
スペイン	1,556	7.7	0.5 (1991)	7.6 (1991)	0.4 (1997)
スウェーデン	1,748**	7.9**	0.8 (1992)	9.8 (1992)	1.5 (1997)
スイス	3,222	10.7	0.7 (1999)	6.6 (1999)	0.5 (2000)
トルコ	303**	4.8**	—	—	0.2 (1998)
イギリス	1,763	7.3	0.4 (1992)	5.5 (1992)	0.4 (2000)
アメリカ	4,631	13.0	0.6 (2000)	4.7 (2000)	0.6 (1999)

* 1999
** 1998
1 OECD健康データ2002 30カ国の比較分析，2002年6月
2 WHO統計 WHO健康人員の概算，2000年

して可能性のあるものは：A) 保健医療提供に関する国の影響：B) 公的資金によりまかなわれる保健医療費の割合，すなわち保健医療制度の中央集権の度合い，である．保健医療規定に関する国の影響は，公的部門の生産性が民間部門の生産性よりも低いため，費用を増加させる傾向にある．しかし，公的資金の割合や保健医療制度の中央集権の度合いを考慮すると，公的資金の保健医療制度は保健医療提供者の要求に対抗する強い立場であることを一つの原因として，民間資金の保健医療制度における支出水準は相対的に高いということがわかる．民間および公的保健医療制度における組織に関する経費の相対的重要性は，議論を呼ぶ問題である．一方の，公的資金の制度は，競争

がないため比較的高い管理費用が予想されるが，他方では分権的価格制度による民間資金制度の組織的費用・運用費用はさらにもっと高い．しかし，治療単価の統計は結果の質を示すことはなく，したがって各国の保健医療提供の費用効率の質を示すこともない．この理由により，結果は分析の変数として含まれる必要があるだろう．

2．歯科治療費の国際比較

当然，同じ留保条件が歯科治療の特定分野にも適用される．歯科および補綴治療の費用もまた，国ごとに著しく異なり，韓国でのGDP 0.1％から，ポルトガルでのGDP 1.7％までの幅がある．総医療費に占める歯科治療の割合は，韓国での1.8％からポルトガルでの26.3％の間でさまざまである．歯科治療費の点では，ドイツは最も費用を使っているグループに属し，GDPの1.1％および総医療費予算の10.6％である．このように範囲が広く分散していることには多くの理由がある．歯の健康に付加される文化的価値は，まちがいなく重要な要素である．これは考察対象となった国々の間で大きく異なる．保健医療金庫制度（自己保有資金，補助保険など）も，歯科治療への需要と，それによる歯科分野での支出にまちがいなく影響している．

3．歯科医師人口密度の国際比較

歯科医師の人口密度もまた，保健医療政策の重要なマクロ構造の要因である．総人口に対する歯科医師数の割合は，一人の歯科医師により治療を提供される平均人数を表す．歯科医師人口密度（人口千人あたりの歯科医師の数）が「低すぎる」場合は，歯科治療の安定供給を保証することは，特に地方では不可能となるだろう．開業したいと思っている歯科医師にとって，歯科医師の人口密度は地域内競争の熾烈さを表す重要な指標である．歯科医師人口密度と保健医療費の水準との間に一般的な関係は存在しない．この要因の影響はまた，どのような場合にせよ，患者の要求に対する料金の弾力性との関連性で考慮しなければならない（需要レベルでの変化による料金変化に患者がどれくらい敏感に対応するだろうか）．

4．要　約

マクロ構造データは，保健医療制度の比較分析のために欠かすことのできない要素となっている．計上された国内総生産に占める保健医療費の割合や歯科医師の人口密度など，国際比較変数は，国の制度の特殊性や費用効率の違い，および治療の質を表す重要な指標である．

参考文献

1) Hajen, L., Paetow, H., Schumacher, H.：Gesundheitsökonomie：Strukturen-Methoden-Praxisbeispiele. Stuttgart/Berlin/Cologne 2000, p.228 ff.
2) OECD Health Data 2002：A Comparative Analysis of 30 Countries. CD-ROM, June 2002
3) Schneider, M., Beckmann, M., Biene-Dietrich, P., Gabanyi, M., Hofmann, U., Köse, A., Mill,D., Späth, B.：Gesundheitssysteme im internationalen Vergleich. Übersichten 1997. Augsburg 1998

VI. 構造上の問題

1. 組合協同体主義の構造

　ドイツの保健医療政策が辿った特殊な道のりとそれによる歯科治療システムの説明は，序盤の歴史の章で述べた．その明らかな特徴は，医師および歯科医師の職業組織をドイツの社会福祉制度の枠の中に組み込んだことである．この側面については，本章「構造上の問題」で再び論じることになる．というのも，保健医療政策の組合協同体化は，実行可能な限度に近づきつつあると思われるからである．保健医療政策，とりわけ医療保険の経済状況に関するごく最近の議論では，組織構造モデルの効率性，特にその集団協約の古臭い行動様式に対して疑問が投げかけられている．現在，新しい組織のパラダイムが優位性を得つつある．それは法人組織運営者間での競争や市場原理を活用するパラダイムであり，医師・歯科医師の法人組織および疾病金庫である．この文章を書いている時点ではまだ，立法的政策の最新傾向に関して全体的に鳥瞰することはできないが，ひとつ明らかなことがある．それは，保険医・保険歯科医の団体は，現在連邦政府を構成している社会民主党と緑の党とによる連立政権の視野に入っているということである．この団体が存在する権利については，まだ問題にはなっていない．しかし，法律上・契約上の要請に基づいた歯科治療の保証や報酬分配基準の決定権など，この団体が所有する幾つかの重要な権限は奪われることになる．一方で患者治療の役割は，「疾病管理」プログラムのもとで義務を果たすことになっている疾病金庫に，次第に割り当てられるようになってきている．

1) 民営化政策：構成内容と批判

　ドイツの医療制度における民営化政策の土台は，医師・歯科医師と疾病金庫による共同自治システム（p.25 II-3章参照）であり，以下の内容が特徴である．
・中央での集団協約
・医療・臨床の問題を決定する合同委員会（例えば連邦委員会や審査委員会）
・契約当事者間の紛争解決および未契約状況防止のための強制仲裁手続
・医師・歯科医師および疾病金庫団体の公法的地位
・免許を有し開業する医師および歯科医師の強制加入会員制
・会員に義務を課す公法法人の側の強い権限

　特に医療経済学の専門家から法人構造モデルに向けられた主な批判は，保健医療部門の構造上の問題を解決するのには革新のための能力が不足していることである．科学と技術のレベルで医学が達成した目ざましい革新とは対照的に，管理（例えば分野横断的な協調や総合的な患者治療）に関する組織的欠陥が存在すると指摘されており，既存の医師・歯科医師の「カルテル」の利益保護を目的とすることがその障害となっていた．

　異なる医療分野の間で統合性が欠如しているという批判が，限定された歯科部門の範囲にしかあてはまらないとしても（歯科医師は非常にわずかな外部業務しか委託しておらず，また診断や治療の分野における他の提供者とのつながりは限定的である），保険歯科医の団体は，「妨害的カルテル」とされるその他の団体とひとくくりに扱われている．このような理由から，批判者は，保険

医・保険歯科医の団体に代表される供給独占は，疾病金庫と直接に契約を締結する個人の医師・歯科医師または医師・歯科医師の団体によって，将来的には取って替わられるべきであると提言している．集団協約システムの廃止案は，競争作用の導入によって，外来部門で働く医師や歯科医師によって請求される報酬が下向きに抑えられ，そのことが保健医療費の抑制に積極的に貢献する，という前提条件がその根拠である．

2) 民営化政策の政治的・経済的な利益

前述の非難によれば，保健医療の民営化政策は，集団協約モデルの存在を（さらに広い範囲では，その拡大を）正当化するものとして，少なくとも1970年代中盤から常に提示されてきた要件を満たすことができずにきた．その要件とは，増え続ける公的医療保険計画がらみの費用を含めるということである．長年，極端に複雑で不明瞭な保険医療制度の費用構造を管理する方法を提供するために，共同自治の構造を強化する必要があるという趣旨の合意が，保健医療政策の分野，特に連邦労働省（のちに連邦保健省）の行政レベルで広く受け入れられていた．さらに時を経て1990年代になると，民営化および包括契約システムを，病院分野（州病院連合の民営化）や医薬分野（医薬業界のための自治制度の確立）に拡大する可能性について集中的に議論された．連邦および州の疾病金庫連合の上層部に対して報酬交渉を行う権限の割り当て，かつていくつもの異なる形式に分かれていた組織構造の標準化（特に，代替疾病金庫の法的立場と他の形式の金庫の法的立場とを実質的に調整すること），そして，連邦委員会や審査委員会のような意思決定を行う組織体の恒常的な拡大などのすべてが，共同自治システムの政治的・行政的強化を示すものである．

とりわけ，連邦および州レベルの行政管理は常に，組織構造モデルの支柱とみなされてきた．ドイツ連邦共和国が依然として保健医療制度の復興のために必死で，政党はまだ保健医療改革のための詳細な計画を持っておらず，連合中心のモデルが主にこの分野の解決策とみなされ用いられた1950年代に，行政はしっかりとこの役割を担った．この政策を法的に具体化したものは，これまでにも何度か言及してきた，公的医療保険医の法的枠組みを定めた1955年の法律（保険医法：GKAR）である．そしてこれは，保険医療制度下で医師や歯科医師が組織をつくるという（ワイマール共和国時代にはすでに機能し，その起源については19世紀に遡ることができる）従来の動きと一致するものである（p.1 I章参照）．

法人組織構造モデルの強みを考えると，関連問題の解決，紛争の解消，実行可能な手順に特に関心を持つ行政管理システムが，このモデルときわめて密接に関係するのである．しかし，同時に純粋に政治的な利点もある．政治学者のヴォッフガンク・シュトレーク（Wolfgang Streeck）は，社会に有益な法人の団体によって示される「政治的資本」を4つのポイントに分けて例示した．これらのポイントは，ドイツの保健医療制度とも明らかな関連を持っている．

(1)「法人団体は競争相手との間に協調関係を築く」

供給者間の競争努力における高価な不要物（例えば販売促進のためのマーケティング手段および宣伝手段など）は，競争者間の協調関係を築くことによって避けることができる．適切な国策が与えられれば，法人ベースでの利害調整は，結果的に業務費用を減らすことにつながる．ただし，結果として生じるカルテルが，社会を犠牲にしてみずからの利益を求めないことが前提となる．

(2)「法人団体は，同一の利害関係を持つ競争者とのあいだに協調関係を築くばかりでなく，異なる利害関係を持つ競争者との歩み寄りをも可能とする」

このポイントも，ドイツの保険医療制度にうまく当てはめることができる．疾病金庫と開業医団体の間の利害対立は確実に存在する．健康保険業者が彼らと保険契約を結んだ人々の利害を，また実際に病気にかかり今度は医師や歯科

医師の「顧客」となる少数の人々の利害を代表するかぎり，それがたとえ業者自身のビジネスを経済的に安定させるためであったとしても，法律上・契約上の要件に従い治療を保証する責務を保険医および保険歯科医の団体に移管することは，理にかなっている．医療に関する法律上・契約上の要件を満たす義務を公的医療保険医・歯科医に移管すること，およびこれらの業務の資金をまかなう責任を疾病金庫に移管することは，結果的には被保険者と患者の間の利益の対立を軽減することになる．開業医が法人を設立する以前の時代の医師のストライキや契約締結が不可能となった際の多くの訴訟が，保健医療分野に法人組織構造を導入するための直接的な契機となった．開業医と疾病金庫の共同自治システムが果たす，このような沈静化や対立解消をはかる機能は，医療保険政策に関する最近の議論では，過小に評価されている．

(3)「法人団体は，彼らの利益のために，何が必要かを政策立案者に知らせ，何が実現可能かを構成員に知らせることにより，社会における情報の水準と強度を向上させる」

国の行政団体の観点から見たこの会社組織モデルが特別に魅力的なのは，行政団体が法外な費用を払わない限り入手できない詳細な情報を，法人団体が提供してくれるという点にある．このような政治上の，とりわけ行政上の恩恵は明らかに保健医療分野で浴することができる．つまり，健康保険制度に基づく医科・歯科治療を行うために診断および治療の手順を適用したり，あるいは評価検討する際の難しい医療上の決定をする時に役立つ．

法人団体の構成員に関して，法人団体はその権益の現実的な説明をする機能だけではなく，公平感があり，個々の構成員が避けがたい失望に耐えて体面を失わずにすむような分配手順を適用する役割を果たす機能をも備えている．この最後の点は，異なる専門家グループ間で使用可能な報酬のプール総額を分配する際の諸問題に関して，非常に現実的で重要である．

(4)「法人団体は，構成員から彼らの意見を聞くための効果的なヒアリングを行うことができる．このことにより法人団体は，不満を持つ開業医が廃業したいと思う気持ちを変えさせることができる」

このことは，保険医・保険歯科医の団体に代表される組織運営者の弱体化が，開業医の利益を一層効果的に代表しようとする新たな競合組織の形成につながるものと予測できる．

これは保険医・保険歯科医の団体によって契約が独占されていることが以下で述べる理由により疑問視されている現在，直接契約システムに有利な形で起こっていることである．医科・歯科専従者はこれに対応して独立団体を設立する．協同組合，有限会社，またはドイツの法律に基づく法人組織がその例である．その目的は，将来的に疾病金庫との契約の交渉や締結を引き継ぐことであり，さらには現行の予算ベースの制度下で実施可能なものとは金銭面の条件が異なる（つまり「さらに良い」）契約の交渉や締結を引き継ぐことである．これは少なくとも，医師および歯科医師の報酬を削減し，保健医療分野における費用を低減しようとする政治家の要望に疑問を投げることにほかならない．

3）露呈した組合協同体主義の三つの側面：経済，権力政治，職業倫理

「政治的資本」が企業家による保健医療システムをまかなってきたにもかかわらず，なぜ民営化政策は現在の保険医療の議論において，問題を解決する手段としてよりもむしろ問題を提起する原因として考えられているのか，という疑問が残る．

このことに関して，3点について議論しなければならない．

①経済的不足

1970年代後半に保健医療部門での団体モデルを政治的に再評価した主な理由は，集団協約能力の強化と拡大が，公的医療保険計画にかかる費用を抑制する手段になり得るという願望によるもの

VI. 構造上の問題

だった．ここ数年の絶え間ない保険料の上昇からみると，共同自治制度の問題解決能力はもはや，医療保険費を管理するのには不適切といわざるをえない．

しかし，この見解に関する客観的考察は結果，歯科分野には当てはまらないことが明らかになった．例えば，旧連邦州（かつての西ドイツ）における傾向を長期的に振り返って考えると，歯科治療に費やされた支出の伸びは，病院や薬剤部門に対する支出よりも明らかに低く，支出の当該比率は1976年の15.1％から2001年の8.9％に下落している．量的に際立ってはいないものの，同様の事情が外来治療部門全体にも当てはまることが見て取れる．公的医療保険の保険料増加は，主に病院と薬剤部門における費用傾向に起因し，したがって正確には，保健医療制度の法人組織とは異なる部分に起因するのである．

しかし，保健医療の経済性が主題となっている現在の改革議論において，このような経験に基づく事実は明らかに瑣末なため，見落とされる傾向にある．団体モデルの露呈した側面は，団体の大きくて扱いにくい組織ベースの集団協約構造を特徴づける市場・競争原理の欠如にその原因を見出すことができる．そのため，組織と流通の民間企業的メカニズムが，機能的に優れた代替メカニズムとして支持されている．この側面こそまさに，保健医療経済学者の批判対象になっている．このことにより，改革を実行する能力が不足しておりそして進歩に反対するものの，組合共同体主義者が組織した構造は明らかに存在したのである．それと比較して，個々の健康保険業者が個々のサービス提供者，あるいはサービス提供者のグループと契約を結ぶという競争原理に基づくアプローチは，リソースの割り振りに関する医療上の問題を，より効率的に解決するものとして支持を得ている．これは，医師・歯科医師の法人の存在を正当化することに疑問を呈するものと認めざるをえまい．なぜなら，彼らの重要な責任（法律上・契約上の要件を満たして人々に対し医療保険を提供することを保証する責任，および疾病金庫により

開業医師・歯科医師に支払われた包括報酬額を分配する責任―）は，必然的に時代遅れとなるか，あるいは疾病金庫に移管される可能性があるからである．開業医の社団法人と疾病金庫の社団法人の共同自治は，開業医と疾病金庫の双方に味方する多くの事業体により構成され，市場方式の競争構造によって置き換えられる可能性がある．保健医療サービスの類似市場において，患者あるいは病気にかかる恐れのある一般市民は，マクロ経済的に算定される価格（つまりは補助賃金費用にこれ以上追加しない価格）で「より質の高い医療」が提供される可能性があるものと期待する．

どちらの構造モデルが最終的に大きな経済効率をもたらすかを予測するのは難しい．上記にその概略を述べた市場モデルは，個々の契約の締結数がかなり大幅に増え，契約の諸条件を過去の実績に基づいて検証することによって必然的に業務費用の上昇を招く，という反対論を少し考えてみよう．この点は，保険治療の類似市場における「競争力」のおかげで最初に達成される可能性のある費用削減によって，相殺されるだろう．

現在，公的医療保険制度が直面している財政問題を考えてみると，医療経済学者が競争原理モデルのなかで示す展望は結局は曖昧であり，このことが制度の「現代化」や，費用を吊り上げていると噂される供給者側のカルテル「解体」に取り組むために政治家が動くのに充分な理由となっている．

②権力政治の観点からみた計算

法人の地位が，医科・歯科専従者の利益追求により，医科・歯科専従者の流動性を緩和するのに役立つのではないかという考えがあるが，政治的観点からみてこの考え方は楽観的に過ぎることが，ドイツ連邦共和国の歴史の非常に早い段階で判明した．その契機は，1958年最初の保健医療費節約の立法計画であった．アデナウアー（Adenauer）内閣の当時の労働大臣テオドア・ブランク（Theodor Blank）は，中央政府の要求による法令を優先させる形で，法人運営者の交渉範囲を削減するための健康保険改造法案（KVNG）に

すべてを賭けた．省令で定められた開業医報酬の統一基準や，契約当事者が合意に至ることができなかった場合に（いわゆる仲裁手続きではなく）国が条件を課す権利は，ブランク改革のおもわくであった．しかしこれは，公的医療保険医国家協会の側から激しい反対を受けた．これらの提案の法制化を防いだのは，医業従事者の有名な「首相会談」であった．公法に基づく法人がその利益を強調し確保するための効率の高い仕組みにほかならないという，混乱した人々の印象だけが残った．そもそも法人は国の間接的管理組織の一部と考えられた団体であり，それゆえ「客観性」のために企図された団体なのであった．

ブランクが保健医療改革に失敗したという経験は，その後の数十年間，政治家にとっての大きなトラウマとなったが，この経験は，政府と医師の団体だけでなく歯科医師の団体との関係において，決定的な役割を担った．政府関係者は，医師との深刻な軋轢の結果，選挙に負けるかもしれないという絶え間ない不安を抱え，医師たちが当時の政府に対抗して起こす世論をもまた恐れていた．この点については，数十年にわたって歯科医師は，発言のなかではこの制度に対して非常に批判的であり，活動においてもきわめて果敢であるところを見せた．これはひとつに，歯科医師が医師よりも，公的医療保険制度とその組織構造モデルの存続と一層の発展に利害関係が少なかった（もしくは今も少ない）ためで，それゆえに歯科医師にとっては常に政府関係者と和解することがそれほど重要ではなかったからである．

具体的問題（主に保険医療費の問題）の解決に便利な機能を果たしている状況である限り，社会集団によるこの種の妨害行為は権力政治レベルでは必ず容認されるものである．これは，法人組織モデルの2番目の側面をわれわれに示してくれる．共同自治の原理は，従来のドイツ人による政治というものの理解とはまったく相容れないものである．ドイツ人が理解する政治とは結局のところ，協会の組織化された利益だけが問題解決のための手段であるとみなし，法人団体による積極的な自己利益追求は，実際に違法性はなくても，厄介なものとされたからである．こうした態度の典型的なあらわれは，1988年に労働大臣のノルベルト・ブリューム（Norbert Blüm）によって作成された声明文で，彼の目指した公的医療保険制度改革に関連した医療保険改革法（GRG）である．健康保険医・歯科医師国家協会が顕著な役割を果たしたこの法案に対する反対運動によって，ブリュームは「協会」による差し迫った政治的乗っ取りという亡霊におびえることとなった．ブリュームはテオドーア・エッシェンブルク（Theodor Eschenburg）の有名な1955年のドイツの国家・社会に関する研究に感銘を受けたことがあった．

特定の問題によっては，政治家が団体運営者との交渉で，共同自治組織が完全に機能しなくなるまで徐々に階級的な制御手段を付加できる，という政治家の計算は，2番目に示した組織構造モデルの側面である．現在の政治的状況においては，社会民主党と緑の党による現連立政権は，医師と歯科医師による抗議をあまり考慮に入れる必要はないと考えている．同時に，すでに述べたように，競争原理のモデルのほうが公的医療保険の財政問題を解決することができそうだと考えている．将来の医科・歯科の法人の政治的影響への抑圧およびこれらの組織を主に国の機能と治療費収集擬似機能の補助手段として利用するなどの都合の良い局面をこの権力政治の一群は間違いなく想定している．それでも，公法学者のエルンスト・フォルストホフ（Ernst Forsthoff）がずっと以前に注目した，共同自治の原則は，社会的所有権を統制する建設的手段としての潜在的な機能を維持してきたはずである．

③職業倫理

医療保険分野の組織構造モデルにますます疑問を抱くようになったのは，今や政治家と政治家の御用経済学者だけではない．医療専門家自身，特に歯科医師が，今ではこの法人組織モデルに対して圧倒的に批判的な態度を取っており，3番目に示す側面が明らかになってくる．

社会学者のホルスト・バイアー（Horst Baier）がかつて定義したところによると，自由な職業の団体の本質は個人により提供されるサービスであり，個人に対して向けられたサービスである．保険医・保険歯科医の地方組織が医科・歯科業務を「コントロール」するという現実を熟知する者なら誰でも，現在過度に行われている規制や官僚化，そして治療の割り振りはこの制度が原因であることを，認識しているだろう．そして個々の患者のニーズを満たすために，この制度が医師や歯科医師の自由な職務遂行を恒久的に妨害することについても，理解するだろう．

医師・歯科医師の業務の自由を制限するこうした傾向が，共同自治制度の特殊な組織ロジックの結果であるかどうかは疑問もある．例えば，法人の公法に基づく地位は，構成員に対するサービス志向に演繹的な制限を与えると推測されるだろう．客観的な分析の結果がどうであれ，多数の開業医師・歯科医師が「彼らの」法人の活動を，職務内で遂行可能な職業上の自由に対する制約であると主観的にとらえている．構成員の立場から見て，法人の存在を正当化する唯一の理由は（もしあればの話だが），疾病金庫から送金される報酬の支払いに関する技術的信頼性にある．しかし，公的医療保険制度の財政問題の増加に伴い，この利点が次第に消えていくのも当然であり，その結果，歯科医師が新たな競合する組織形態を追求することになる．

医師・歯科医師法人の「職業化」のための現在の法律案を考慮すると，これらの組織の役割が事実上，医療活動の監視のためのものに次第に変更されつつある状況が見えてくる．これは，強制的な加入によって構成員になることによる承認に貢献しないだけでなく，組織構造モデルの一層の弱体化を助長する可能性が高い．

前述の内容を踏まえると，「法人組織の構造問題」の広がりについて決定的な解決を見ることは不可能である．連邦共和国の場合と同様，法人組織によって社会に提供される政治的資本は確かに残っている．しかし，法人組織モデルは，政治的日和見主義に広くさらされているように思われる．さらに，関係者の打算によっては，医師・歯科医師および疾病金庫による共同自治の考え方を悪用するところにまで及ぶ可能性がある．こうした短期的な政治的流行への依存は，このモデルが最終的には将来の圧力に耐えることはできないことを示唆している．

2．歯科治療と契約の制度における構造上の問題

1）現物給付原則の優位性

公的医療保険制度に基づく歯科治療と契約を管理する法律の歴史的発展は，治療と契約の進歩的展開が特徴である．これは1970年代に促進された傾向で，報酬に関する規制と自己保有により定期的に抑えられてきた．

2000年代に入ると，健康保険開業医の活動を管理する現在の法体系が導入されて半世紀が経過したことになり，この法体系はパラダイム変更を確実に経験してきた．これは，被保険者の法的立場と，健康保険機構の機能と内部構造発展の両方に関する進化の循環的過程の中に起こったもので，保険医・保険歯科医の地位に関してもまた同様のことが起こっている．こうした変化の過程でもっとも顕著な特徴は，公的医療保険システムのために保険医・保険歯科医を手段として利用すること，治療と報酬制度に対する全体的なマクロ社会的制御の影響，さらには医業従事者の活動を制約する公法の補強である．保険医・保険歯科医の役割に備わる社会保障的側面の強化は，彼らの治療活動に関する，また彼らと患者の関係に関するマクロ経済学的な工程の影響とあいまって，公的医療保険制度に基づく医科・歯科治療制度における特別な緊張関係を引き起こしてきた．これらは以下の二点間の関係において明らかである．一つは，個人的信頼と医科・歯科の能力に基づく医師・歯科医師と患者の自治的関係の基本的な権利で，これは多くの異なる意義を持つ（例えば，治療の自由，患者側の選択権，情報提供の義務と相互責任，治療の個人運営などである）．もう一つは，マクロ社会的な組織原理の社会福祉的要請で

ある．これは，健康保険開業医の活動を管理する法律における多面的矛盾をもたらし，法的保護・法的利益の当該対象が市民の基本的権利と一致する方法で調和すれば，憲法に違反せず解決される可能性がある．

最初の矛盾はこうした法的枠組みから発生し，公的医療保険の3本の柱に影響した．つまり，ほぼ例外なく制度を支配してきた現物給付，集団協約，包括報酬の三つである．こうした構造の中で，疾病金庫は，被保険者から病気の際の財政リスクを取り除くことだけではなく，被保険者に医科・歯科治療と医薬の提供を保証することも義務付けられた．現物給付の業務と便益の特徴は，業務・便益の提供者に関する社会保障制度のもとで保険を受ける人々の要請が直接，業務・便益そのものに関わるという点にある．原則として，被保険者による支払負担は，被保険者の社会保険料負担のみである．現物給付原則の導入背景にある立法の意図は，健康保険制度に基づく医科・歯科治療をすべての疾病金庫会員に保証することであった．被保険者がその場で現金を支払うことなしに，直接的にニーズを満たす必要がある（これは現物給付の原則の特徴である）ため，支払いを請求する裕福ではない患者に対する抑圧の閾値は下がる可能性があり，それにより患者は金銭的理由で受けるべき治療を受けないことがなくなる．その結果，患者は支払いの義務と便益を受けるための実際のプロセスの双方から解放されることになる．これらの原則は，健康保険の本来の目的に由来し，国によって運営される家父長的な福祉制度および労働法の定める介護の概念に基づいている．

現物給付制度における法人の間の法的関連性は，以下のような形態をなしている．許認可の原則に基づき，医師・歯科医師は社会保障制度により保険を受ける患者を治療する義務と権利をもち，保険医・保険歯科医の団体に関する公法に基づいて業務に対する報酬を要求する権利がある．保険医・保険歯科医の協会は，法律上・契約上の要件に従って，社会保障保険下にある患者のため，健康保険制度に基づいた医科・歯科治療の提供を保証する義務があり，疾病金庫に対し集団協約に従って包括報酬を要求する権利がある．疾病金庫との保険上のつながりおよび社会保険法の報酬に関する条文（報酬の内容と範囲を決めるもの）に準拠した分担金の支払いに基づき，社会法典に規定された健康保険制度のもとで医療・歯科医療の給付を受けるための疾病金庫について，患者は主観的公序良俗および法的強制権の形で公法による要求権を有している．被保険者と疾病金庫の間の法的関係（「社会的法的関係」）は，この場合，債務者と債権者の関係に似ていることから，しばしば公法に基づく債務者・債権者の関係にもなぞらえて語られる法的関係であり，またある点では保険契約から発生する関係性とも比較される．公法に基づく四面構造（p.38 IV-2章の図4参照）は，現物給付制度による医師と患者の治療契約に取って代わり，構造上の私法的要素を排除している．そのため保険医および保険歯科医と，社会保険下にある患者との間の治療契約は，概して虚構であり意味も中味もない．

現物給付制度のもとでは，保険医・保険歯科医と患者の間には，当該医科・歯科治療に関する義務法に基づいて治療を要求する権利も存在しないし，行われた医科・歯科治療の報酬に対する私法的要求権も存在しない．医師・歯科医師と患者の間の私法関係は，現物給付の制度下で，責任規定に基づいた治療義務についての関係にまで縮小され，民法上の治療義務に移管するという方法で，公法に基づく関係に組み込まれたのである．こうした法的因果関係の観点からみた民法との関連性は，負債に関する契約上の権利と義務の欠如を埋め合わせるための法的な「支え」となった．これは，患者に対する保険医・保険歯科医の役割が，第三者との関係から発生する公法に基づく権利を満たす当事者の保険関係であることを意味する．それゆえ，健康保険開業医の活動を支配する法律に基づく医師・歯科医師と患者の関係は，患者の権利を満たし，かつ医療ルールに従って患者にとっての費用効率を保証する公法の施行関係の形

態をとっている．

2) 報酬の給付に関する法体系の不適正

この「医師と患者の関係にかかわる社会保障制度の侵害」は，権威ある法律的合意による解決にはいまだ至っていないというのが法的な結論である．現物給付による供給以外の形態を，完全に公法に基づいた制度に適合させるとただちに，法的矛盾が生じた．このような問題の典型例は，「健康保険費用抑制補正法」（KVEG）の施行に先立ち，歯科医師と患者間の私法契約に基づく補助金ベースの報酬の形を取った補綴治療であった．特殊な位置にある補綴治療を，個人契約に基づく補助金ベースの報酬として認めた1974年1月24日の決定において，連邦民事裁判所は，この報酬が団体報酬の制度に含まれないことを確認した．しかし，連邦民事裁判所は，健康保険開業医の活動を管理する法律の中に束縛し，この報酬の形態を押し込めなければならないと考えた．補助金ベースの報酬と共同報酬との不適合性に気付いていたにもかかわらず，関連法律とのかねあいから裁判所はこの意見を採用した．義歯の製作と調整にかかわる法律上のつながりにおける現物給付の支配的な制度のうちに完全に統合された結果，立法上困難な問題も発生した．「医療保険費用抑制法」（KVKG）は，歯科医師と歯科技工士の契約関係を私法下の実施契約と団体報酬契約とに分けたが，これは個人契約の法体系と矛盾しているし，さらには当事者の利害関係における個人の給付と反対給付を交換するという役割とも矛盾している．この矛盾は，制度の意図に反するものであった．歯科医師は第三者との間で交渉した契約制度の制約を受け，その形態については歯科医師はなんら影響力を持たず，準基準範囲により，歯科医師と歯科技工士の間の私法関係に変えられてしまった．歯科技工業務に対する支払いを歯科医師と歯科技工士との契約関係から取り除いたことにより，契約の構成要素の一つ（給付と反対給付）が廃止され，双務的な供給構造および独自の権利における統一構造としての民法契約モデルは反故にされた．

現物給付が固定した結果，健康保険開業医の活動を支配する法的要件の不適切さが，独善的な硬直と歪曲につながることが最後に示されたが，つまりは患者による費用あるいは費用返済に直接貢献する形式を，現物給付構造に統合することは難しい，ということである．サービスを経済的に購入することの直接的性質は，疾病金庫に対してオール オア ナッシングの原則を押し付けた．つまり金庫は，費用効率と適切性に関する「帝国保険令」と，後には「社会法典」の制約の観点から，個々の患者の要請および正当な個人的願望を満たすことができない程度の報酬か，もしくは，福祉国家の負担能力を大きく超えた報酬のどちらかを提供しなければならなかった．金庫は疾病金庫の具体的な財政力とは無関係だからである．

しかしこの制度には，疾病金庫が提供するように求める以上の治療を，被保険者が受けられる可能性がまだ残っている．費用の一部を患者自身が持てばよいのである．長い間，費用返済の禁止が必須とみなされていた現物給付の原則においてでさえ，被保険者がいかなる場合も必要範囲内の便益に甘んじなければならないとは規定されていない．現物給付制度における便益に対する要求という比較的厳しい資金繰りと，被保険者が提示する実際の要求との間に存在する大きな隔たりは，被保険者が超過費用の支払いに合意すれば契約下にない便益（例えば視力矯正，整形外科治療用シューズ，病院での治療）を要求できると認めた最高レベルの司法手続きによってはっきりと示された．このことは関連する判決のなかに「時代と調和した（現物給付の原則の）一層の発展」として記述されている．

補綴という特定分野においても，選択肢と形態の多様性は，受給に関する公法の規定に柔軟性がないことを立法者に認識させ，被保険者がより高額な費用のかかる選択肢に対して支払う追加費用を自分自身で負担することができるようになった（「社会法典V」の30(3)章．同じことが充填治療にもあてはまる（「社会法典V」の28(2)章の2

節）．ドイツの社会保障法における現物給付原則の真の貫徹は，2003年5月の「保健医療制度現代化法」の草案に含まれた補綴治療のための新制度により立証されており，これは現物給付の原則に則った補綴のための治療に基づく定額助成金を規定している．

現物給付原則からの私的自治の実質的除外は，法的権限が民法の内容を単なる注意義務関係に縮小することによって取り組んだ公的医療保険制度において医科・歯科従事者が果たす役割に関する彼ら自身の見解について，重要な問題を提示している．現物給付の制度のもとで，治療に関する法的主題は，公法の規定で個人の自由を奪われている人々に，互いにかかわるものである．つまり，彼らは事実上，彼らの間の直接関係に関しては「権利を奪われた」状態なのである．彼らは，内部の関係において各自が他人に対してできる要求の内容を決定するための私法権を持っていないため，彼らの間には治療上の関係の内容に関して法的に合意するだけの余地がないのである．このようにして，私法契約関係で合意が特徴となることは，すでに公法の段階で予期されていた．例えば，一つが被保険者と疾病金庫の間の関係においてであり，もう一つが疾病金庫と保険医・保険歯科医団体または保険医・保険歯科医の間の関係においてである．現物給付と医師と患者の関係は，それゆえ治療上の関係の匿名性により特徴づけられる．しかし，治療上の関係の形態を公法で前もって決めることは，個人の権利や身体の完全性など，法律の保護下に置くべき基本的な事柄を含む，医師・歯科医師と患者の間の信頼関係を誤って考慮することになる．治療契約は単なる費用の問題にとどまらずそれ以上のことについても扱うべきである．つまり，患者の側の選択権や自己決定あるいは共同責任の義務のみならず，情報と合意にも関わることなのである．基本的人権の法的保護，また保険開業医の活動を管理する法律における権利と義務の関係に関する法的保護の当該対象が微妙であることを考えると，私的契約の構成要素は医師と患者の関係においてもまた維持されるべきである．自分の人生を決める責任を負う患者は，匿名の治療上の関係を受け入れる限り，人権の展開を制限されることはない．医師・歯科医師と対象としての患者の地位が確実に尊重されるための，ならびに個人の権利に基づいた治療上の関係が保証されるための，現物給付制度の内部および外部の両方での私的契約要素の再活性化，および公的医療保険が社会的保護に果たす役割と一致した提供の範囲まで現物給付制度を制限することは，我々の立憲国家に内在する課題である．

3）公的義務および欧州法の欠陥

これらの問題を扱ったもう一つの理由は，医科・歯科開業医の義務と，医師・歯科医師に影響を与える多くの要求との間の軋轢を取り除くためである．これらの要求は，一方では，費用効率や費用抑制などの経済的基準に従って，健康保険開業医の活動を管理する公法に基づいた法律から生じ，また他方では，一般科学と医学技術状況に関する民法上の義務から生じている．社会法典Ⅴに正式に記述された現物給付の原則のもとでは，医師・歯科医師と疾病金庫の連邦委員会（p.25 Ⅱ-3-1）章参照）によって認められた場合に限り，保険医・保険歯科医は，検査や治療で新しい方法を採用することができる．しかし，医学的義務を規定する民法のもとでは，保険医・保険歯科医は，自分たち自身で検証をしながら，現在の医学的・科学的基準に則って治療を遂行する義務がある．したがって，未解決の潜在的矛盾が，社会保障法（社会法典Ⅴの12(1)章の2項）に明記された費用効率の要請と民法基準の義務との間に存在するのである．

治療とその他の便益を提供するための基盤としての現物給付原則における，もう一つの欠点は，欧州法との不一致から生じている．保健医療分野でのコミュニティの能力は，非常に限られているのが実情であり（欧州共同体規定条約の136と152(5)章3(1)(P)項），国ごとの保険医療制度と調和するには至っていない．しかし，住民のための保険医療機構に関する加盟国の排他的責任は，

共同体法に明記された自由な域内市場の基本的原則と潜在的には完全には一致するものではない．これは，従来ドイツの社会法典Ⅴの18章の中で，健康保険患者は緊急時を除いて疾病金庫の事前合意なしに，海外で行われる医科・歯科治療の費用に対応した保険金を受ける資格がないと規定されているように，保険制度の管轄地域の制約にあてはまる．

　これはつまり，現物給付原則に従う場合，金庫患者は必ず外来および入院治療，医薬または治療介護をドイツで受けなければならないということを意味している．この制限は，欧州連合条約（業務を提供する自由（49項）と流通の自由（28項））に保証された基本的自由と矛盾するものである．

　欧州裁判所は，多くの劇的な判決のなかで，外国での外来・院内治療や医薬品・治療用具購入に関する社会保障機関による国家制限は，厳しい条件に従う場合にのみ容認される，と裁定した．この趣旨の判決は，欧州の他の国で行われる歯科治療の費用に関してなされたもの（判例C-158/96，1998年4月28日のコール判決）で，眼鏡の購入（判例C-120/95，1998年4月28日のデッカー判決）や病院治療（判例C-157/99，2001年7月12日のゲレーツ・シュミッツとピアブームスの判決）についても同様の裁定がなされた．欧州裁判所は，自国の社会保障制度の形態を決定する責任を加盟国が持つ，という原則を承認したが，加盟国はこれらの権利を行使するにあたっては共同体法に従わなければならない点を指摘している．域内制限がある上に，承認に準拠した制限手段により，被保険者が事実上，他所の欧州連合加盟国で自由に医科・歯科サービスを受けられなくするという現物給付原則のような制度は，被保険者と医業従事者の両方の基本的自由を侵害している．費用返済に基づく保健医療制度，および現物給付原則により管理された保険医療制度の両方に当てはまるこの原則は，ドイツ在住のオランダ人が歯科治療を受けた事例に関する最近の欧州裁判所による判決（判例C-385/99）で追認された．唯一認められた例外は，入院患者に関して，もしこの制度を推し進めることで「社会保障制度を（…）ひどく弱体化させるリスク」が当該国内で生じる場合であった．必要な流動性，および便益の要求と便益の提供に関する透明性を保証し，さらには当該ドイツ国内法を「欧州対応」にするために，欧州裁判所によるこれらの決定によって，将来的にはドイツの社会保障制度が費用返済に基づく制度へ転換されるものと期待されている．

3. 歯科医師報酬に関する構造上の問題

　医科・歯科治療の分野における報酬制度に関しては，さまざまな要請がなされている．一般原則として，報酬制度は，医師と患者が個人的に交渉を行う診察を，また予防をめざした診察を促進するべきであり，それらの診察は品質保証に役立ち，改革を促進し，ニーズと一致した治療費用効率のよいシステムに寄与すべきである．医師・歯科医師の報酬はまた，彼らが提供する業務と一致し，適切なものでなければならない．

1) 歯科医師報酬の機能

　したがって，報酬制度には多くの役目があり，そのなかには制御とモチベーション，資金調達とその分配，および改革が含まれる．歯科医師報酬のさまざまな機能を分ける唯一の目的は分析であり，その狙いは，一つが効果的な報酬制度が満たすべき要請の複雑さを説明することである．そしてもう一つが，具体的な提供業務に対する報酬の問題の最も肝心な部分に注目させるためである．国際比較によって明らかとなった，品質レベルおよび改革達成能力の点から見た国ごとの保険医療制度の違いは，全部ではないが大部分が，財源を獲得し配分する形態がその原因である．

①歯科医師の報酬の制御機能およびモチベーション機能

　歯科医師の報酬の制御機能およびモチベーション機能は，保険医療提供者が需要と費用効率に則ってサービスを供給することを促進するものである．したがって報酬制度は，費用の抑制と治療の質的向上をめざすと同時に，需要に合致しない

治療を阻止する手段となるべきである．こうした目的のために，理想的には，経済的インセンティブ，つまり「市場」としてみなされる保健医療分野での制御機能がこれ以上国側によって介入されないようにすべきである．報酬制度は，組合共同体主義的構造の枠組み（p.36 Ⅵ-1 章参照）の範囲内で適切であれば，「国の側の負担を軽くする」効果を持つべきである．いい換えれば，報酬制度は保険医療制度に関して当事者間で生じるさまざまな利害対立が自主的に調整されることが望ましい．こうした利害対立の多くは，保険医療制度内の財源となる資金（何に対し誰がいくら支払うのか）と分配（何に対し誰がいくら受け取るのか）に関するものである．

②歯科医師報酬の資金と分配の機能

資金と分配との関連において，歯科医師報酬制度は，保険歯科医にその提供した業務に応じた収入をもたらすと同時に，彼らのサービスが資金供給者（負担義務を有する人々や納税者）に対して，過度の負担とならないようにすべきである．この側面には，当該サービスの提供者（保険歯科医）と支払者（疾病金庫）の間での資金リスクを公平に分担すべき問題が含まれている．さらに，効率的な報酬制度は，実用的で透明度が高くなければならず，しかもサービス提供者の中にできるだけ高い満足度を与えるものでなければならない．もし，分配が不公平と受け取られたり，また経済的に間違った動機付けが認められたりしたために，この理解・承認が不十分であれば，歯科医療の進歩に対し深刻な事態を引き起こす可能性がある．

③歯科医師報酬の改革機能

したがって，革新的診断・治療法や医薬新製品の開発や応用なども，報酬制度によって促進されるべきであり，少なくとも妨げられることがあってはならない．こうした理由から，医療技術分野の進歩や罹病率分布の変動（p.75 Ⅶ-2 章参照），さらには新たな社会的・政治的脈絡上の条件（「欧州法」との互換性の問題について（p.70 Ⅶ-1 章参照）などに対する報酬制度の適応性も特に重要な要件となる．報酬制度は，予防志向型最新歯科システムの形成と発展を促進し，後押しするものでなければならない．

2）コスト削減方針：目的の不一致に対する立法による一方的解決

前述の歯科医師報酬の機能に関する概略説明は，歯科治療システムに関わる各当事者や構造および経過の理想的イメージに対する一般的な期待を伴い，さまざまな要件が絡み合う複雑な構造を浮き彫りにしている．国は，供給範囲と経済的利益との間での目的不一致を，立法（社会法典 Ⅴ の 12(1) 章・141(2) 章との併用による 2(1) 章）による解決を意図しているが，その達成に向けた保健医療政策に必要な手段を規定してはいない．

国が高次元のマクロ社会的視点を採用できない理由の一つには，ドイツの保健医療制度の構造的特殊性をあげることができる．ドイツ国家の連邦構造によるそもそもの結果は，報酬制度の改定はどれも長期にわたる立法手続きを必要としているということであり，そのため同時代における物価や所得，歯科技術の進歩，および保険医療政策分野での新たな潮流（すなわち予防医学）に報酬基準をただちに適合させることは，構造的理由とは言え妨げられている．この悪しき状況は，国家公務員が受け取る便益に責任がある国の側に独自の経済的利害関係が存在するため，国は報酬制度の改革によって自らの予算に課される負担を考慮せざるを得ないという事実がこれをさらに増幅している．報酬基準の同時代の物価や所得，さらには歯科技術の進歩への適合の遅れは財政負担を軽減する効果がある（「操車場の原理」のように p.21 Ⅱ-2-1)-(3) 章参照）．しかし，そのような意識が予算面では理解できるとしても，保険医療制度における参加法人同士が相互に「部分的最適化」という状況のなかで，前述のような目的不一致の問題を解決することは不可能である．

その結果，明らかに，組合共同体主義的モデル（p.56 Ⅵ-1-3) 章参照）の構造的欠陥と矛盾は，あらゆる面で歯科医師報酬の制度に影響を与えてい

る．共同自治制度の制御機能に対する政治家側からの不信は，階級秩序的な制御手段をますます強化させる結果をもたらし，彼らは，そこに大幅なマクロ変数制御能力（負担率の安定）が生まれることを期待する．保健医療の政策立案者がいまだに報酬制度のミクロ経済的モチベーションや制御機能にほとんど注目していないので，結果として，主にモチベーション機能よりもむしろ費用充足機能が報酬に対して割り当てられている．

　そのため，この30年間の費用節減努力は，定量化が可能であったために「ハード」な変数とみなされていた全体的な支出および，または特定部門の支出へと次第に集中していった．この過程で，医療・歯科治療の質などの「ソフト」な結果変数に対するコスト削減政策の影響は一貫して無視されてきた．「保険医療における共同行動の諮問委員会」は，「出費面に関しての大げさな強調を伴うこうした一方的アプローチ」を，治療の質への逆効果を理由に強く批判した．

　歯科医師報酬の基本的な構造の問題は，つまり，負担率の安定という要件を満たしながら，いかにして高品質と革新を組み合わせた歯科治療の制度を達成するか，ということである．

3）診療項目の不適切な評価による質的欠陥

　報酬と診療の質との関係は，歯科分野では特に重要である（p.44 Ⅳ-5 章参照）．診療の質とは，構造，経過，および結果の質の集合体である．一つの重要な構造パラメータとして，報酬制度は経過と結果の質に直接的，間接的な影響を与えている．歯科治療の分野に見られる質的欠陥は，以下に述べる事実に起因している．すなわち，「診療報酬表」（BEMA）に規定されている診療項目は口腔病理学的な原因と取り組むことを目的とするよりも，むしろ機能の回復を主な目的として規定されているので時代遅れとなっている事実である．そして現代的な予防志向の歯科治療システムによる研究成果や同システムへの需要と矛盾している，という事実である．

　時代遅れとなっている診療項目の記述と同様に，従来型でミクロ経済的には不十分といえる診療報酬の形態は，医療の質からみると逆効果である．例えば，「保健医療における共同行動のための諮問委員会」（p.26 Ⅱ-3-4）章参照）は明確に，歯内療法診療が質的に劣っているのは歯内療法の報酬が納得できるものでないことが原因であり，そのためミクロ経済的評価は不適切であるとしている．また「たとえ，治療の合理化に向けて残されたすべての可能性を全面的に試みたとしても，疾病金庫と公務員給付取り決めに適用可能な現在の条件のもとで，歯科医学における最先端システムが果たしてミクロ経済的に実行できるかどうか」という全般的な疑念をも表している．

4）報酬制度の違いによる長所と短所

　現在の報酬制度は，基礎となっている参照パラメータにより区分することができる（表6）．医科・歯科治療項目の報酬に関し予想される参照パラメータは以下のとおりである．

・要素利用（従業員，材料，その他）（インプット）
・提供される医科・歯科治療（アウトプット）
・患者の健康に役立つこと（結果）

　報酬制度の参照パラメータは，さまざまな方法による組合せも可能である．

　現在，ドイツ連邦共和国の保険医療制度は，医科・歯科治療の予算に基づく共同報酬の混合形態を運用している．社会法典Ⅴの85(1)章に基づき，疾病金庫は，共同報酬総額を保険医・保険歯科医の団体に支払う．これによって，疾病金庫側の責任は果たされることになる．この共同報酬総額が，支払われるべきすべての医科・歯科治療の合計支払総額となり，それが，項目ごとの料金ベースで，頭割り料金として，症例ごとの支払いとなり，または異なる種類の組合せというかたちで，定額として算出されることができる（現在ではどの集団協約でも採用されていない）．公的医療保険の連携強化に関する法律（GKV-SolG）が1999年に施行され，医科・歯科治療の共同報酬に支出の上限が再び導入された．2000年の公的

表6 報酬制度の分類

制御レベル	ミクロレベル	マクロレベル
インプットレベル（要素利用）	給料，または要素利用のための均一料金額	要素利用のための予算
アウトプットレベル（治療項目）	個々の治療項目 治療項目の複合体	治療総量に対する予算
結果レベル（患者の健康に有利なこと）	頭割り料金 対象関連の報酬	需要関連の予算 対象関連の予算

（出典：M Schneider, P Biene-Dietrich, M Gabanyi, U Hofmann, M Huber, A Köse, JH Sommer：「保健医療制度の国際比較」1994年版，Augsburg，1995年，P.71からデータを編集）

医療保険制度改革に基づき，この種のセクター予算が2000年，2001年，2002年にも適用されてきた．

予算に基づく共同報酬制度と浮動点値の存在により，請求される個々の治療件数の増加が1点当たりに割り当てられた数値の低下を招く結果となった．こうした報酬形態において，外来医科・歯科治療への疾病金庫の支出を引き続き一定に抑えるため，罹患リスクは実質的に健康保険医・歯科医師の負担となった．

よりわかりやすくするために，歯科医師および医師の報酬の基本的形態を以下に簡単に記載し，その効果を説明する．

月給ベースの報酬は，通常，医師・歯科医師と支払機関の間の雇用契約によって管理されている．雇用契約のもとで働く医師は基本的に，実施した治療の量や治療した患者数に関係なく，勤務時間に従って支払われる．支払機関は，医師・歯科医師の専門職務のために必要な備品を提供し，医師・歯科医師に指示を出す権限がある．この報酬形態によって，治療と費用の管理は明らかに容易となり，予期される予算の計上が可能であるため，支払機関側には好都合である．ドイツでは，公的疾病金庫だけでなく，民間疾病金庫もまた，将来的には医師・歯科医師を雇用し金庫自らが運営する「健康維持機構」（HMOs）によるサービス提供をこれまで以上に考えるようになっている．医師・歯科医師の観点からすると，報酬の月給制度は起業のリスクを取り除くことができるが，同時に，医師・歯科医師は独立専門職としての自身の地位を失う．月給ベースの報酬制度は治療の量的拡大を常に抑えると同時に，最少費用での運営や革新に対する開業医の興味をも減少させ，治療の質を危険にさらすことになる．医師・歯科医師と患者との間の比較的弱いつながりと，結果として生じる患者コンプライアンスの低さは，治療の結果に絶対無視できない悪影響を及ぼす．提供される治療の量は報酬とほとんど関係しないという事実については，雇用契約のもとで働く開業医は不公平を感じており，日常業務において医師・歯科医師のやる気をなくさせる影響がでるにちがいない．

項目ごとの料金による報酬制度では，支払いは医師・歯科医師により提供される個々の治療項目に基づいている．ここでの根本原則とは，医師・歯科医師の業務は使用された補助器具や施設，治療の性質，難易度，使用時間によって個々の部分に分解できるということである．人間工学プロジェクト「歯科業務に関する相対価値分析」では，ドイツ歯科医学会（p.18 II-1-5）章参照）が，ストレス継続の側面（時間的）や，水準（精神的肉体的ストレスの量的水準）に関する歯科医師業務を詳細に検討した．現在の予算に基づく報酬制度と違い，項目ごとの料金に基づく報酬制度に関して歯科医師が心に思い浮かべるのは，それが客観化することができる入力計算に基づいているという点である．

項目ごとの料金に基づく制度では，さまざまな形態から選ぶことができる．第一に，医科・歯科治療の価格が患者と医師・歯科医師との間で個別に合意される自由価格制がある．自由価格制に反対する人々は，保健医療市場の特殊性（情報の不均衡と患者からの治療要求に対する価格の非弾力性）を指摘し，それゆえ料金基準に基づいて国が規定する料金制度が支持されている．料金基準（医師のための私的料金基準／GOÄ，歯科医手数料規則／GOZ，各医師および歯科医師のための診療報酬表／EBMとBEMA）は，医師・歯科

VI. 構造上の問題

医師が請求することのできるすべての医科・歯科治療項目のリストであり，その中で，通常治療の相対的価値（例えば点数や貨幣単位による評価）もまた設定される．もちろん，一般に料金基準は，支払機関と医師・歯科医師の代表（p.34 IV章の包括的報告を参照）との間の交渉結果を表しているので，基準の大部分が確固たるデータ基盤に基づいているわけではない．医科・歯科業務の費用構造が著しく多様なため，すべての当事者に平等に満足のいく料金基準を設定することは不可能である．リスト内の治療項目の定義は，医科・歯科治療の範囲を狭め，その分，診断・治療の革新的形態の導入と普及を妨げることになる．

個々の治療項目は，グループや複合体に一括することができる．この方法では，例えば，実質的に同じ内容の項目は統合することが可能である．すなわち，医師・歯科医師への一度の訪問あるいは一度の臨床症状で提供されるすべての項目，または特定の治療および診断目的に関して提供されるすべての項目においても同様に統合することができる．複合的報酬は，均一料金ベースに基づき，これは一方では管理費用を抑えるが，もう一方では，実際に関わった業務内容がほとんど考慮されないということになる．さらに，複合ベースの支払いは，比較的均質な治療範囲を提供する専門職集団にしか適さないものである．

項目ごとの料金による報酬に賛成する人々は主な論拠として，このシステムでの患者が受ける総合的な診断および治療をあげている．医師・歯科医師には患者のニーズや希望を満たすプラスのインセンティブとして作用する．医師・歯科医師および患者間の緊密な関係は，治療結果に対し好ましい影響を与える．したがって，項目ごとの料金による報酬制度は定額が共同報酬全体に割り当てられない場合には，治療の質の改善に結びつくことになる．支払いは，実行された仕事量と緊密に関係しており，そのため，治療を提供した医師・歯科医師からは公平と考えられる傾向が非常に大きい．項目ごとの料金による報酬を批判する人々は，この報酬形態は間違った方向性のインセンティブを増加させ，特に治療の量的拡大や，またときには治療の供給過多を引き起こす結果になると考えている．さらに，金銭的インセンティブは，実際にはより心理的・社会的性格を持つ問題を医療分野の問題にすり変える結果にもなるといわれている．

もう一つの支払い形態は，対象に関係する報酬（マクロレベルでもこれは対象または需要に関係する予算形態を取る可能性がある）であり，そのレベルは実際に実行された業務とは関係ないが，特定対象業務の達成状況に依存する．この方法により，医師・歯科医師は，保健医療政策により定義された対象業務を達成するためのモチベーションを持つことができる．これらの対象業務は，一般的に定式化することもできる（例えば，均一で，十分かつ適切で，費用効率のよい治療の対象とされる公的業務の予測について，p.37 IV-2章参照）ほか，非常に具体的に，しかもかなり詳細に定式化することもできる．対象に関係する報酬は，もし対象業務を達成できる可能性がない場合には，医師・歯科医師のモチベーションを下げる短所があると考えられている．また，ひとたび対象業務が達成されれば，医師および歯科医師にはその件での追加的収入が得られないので，追加的治療提供に向けてのそれ以上のインセンティブはない．

対象関連報酬の特殊形態の一つが，頭割り料金である．頭割り料金による支払いは，一定期間にわたる患者の治療を引き受けた医師・歯科医師が受け取るものである．この場合，報酬は開業医に対して登録されている被保険者の数によって決まり，提供される治療の量によって決まるものではない．この形態の報酬を導入するには，すべての医師・歯科医師が名簿を必要とし，名簿では被保険者は会計期間単位で登録する．担当医の変更は，会計期間が満了した場合にのみ可能である．それゆえ，この報酬形態は，被保険者が医師・歯科医師を選択する自由に制限を加えることになる．医師・歯科医師は罹病率リスクがあるため，罹病率の低い被保険者の登録数を最大にすること

が医師・歯科医師の利益となる．したがって，リスクを選択する危険性は上昇する．報酬の均一料金制度は，開業医に最小のインプットで治療結果を達成する努力を促し，これは，費用効率という観点からすれば当然好ましい．しかし，頭割りベースの支払い制度は，もし不十分かつ低質な治療が行われ，もっと大きな治療を必要とする患者が「いち早く」次の高レベルの治療を求めれば，供給過少のリスクを引き起こす．ただし，費用を他所の機関に移すことは，まさにマクロレベルにおいての費用効率化となる．

5）改革への見通し

前述のとおり，すべての関係者の厳密な要請（例えば，制御とモチベーション機能，資金調達とその分配，および改革を実施することなど）を同時にすべて充たすような，ドイツの保険医療制度下の歯科医師のための報酬形態は，存在しない．

すでに述べたものの中では，項目ごとの料金モデルは，これらの機能遂行を改善させるための改革にとってもっとも好ましいように思える．連邦保険歯科医協会代表者会議は，好ましい形態は診断ベースの固定助成金モデルであるとして，項目ごとの料金による報酬原則への改革のための具体的提案を策定している（p.79 Ⅶ-3章でさらに詳しく解説する）．

診断ベースの固定助成金モデルは，とりわけ前述の各要求をよく満たすものである．理由は以下のとおりである．

・予防志向（関連する治療項目が長期にわたる予防や口腔衛生の向上に寄与すればするほど，固定助成金の総額は高くなる）
・改革の融通性と貢献度が高い（なぜなら，同一の初期診断を前提とすると，これは異なる費用基準での代替治療を可能にし，現状のシステムと同様，その後の診断および治療の形態を排除しないからである）
・資金確保が容易（固定助成金の水準が法律で定められた経費節減目標に準じることが可能なため，それによって保険加入者への財政上の過度な要求を回避することができる）
・歯科医師の観点から治療要求と一致（技術規範に準拠する歯科治療が，ミクロ経済レベルで再び可能となるからである）
・患者の観点からの要求と一致（患者は，もし望むなら，高価なオプションを含む利用可能なすべての代替の中から自由に選ぶことができ，特定の治療を受けることの妨げにならない．理由は，予算が潤沢なので割り当てが発生しないからである）
・競争と品質に有利（計画，治療，費用問題の透明度の向上が，歯科医師と患者の関係をも強化するためである）

4. 要約

政治的に動機付けされた立法による多様な介入は，ドイツの保健医療制度が，安定した組織的枠組みを持たない，あるいはいまだ持っていない，ということを明らかに示している．こうした「政治的失敗」の理由は，実質的に構造的性質のものである．本章冒頭の第1節では，法人組織構造モデルの効率性に関する批判，特に包括契約という伝統的な基盤に関する批判について記した．第2節では，現物給付原則の優位性を歯科治療と契約の制度における主要な構造上の問題として識別し，さらにこれが欧州法と両立しないことを示した．最後に，第3節では，歯科医師報酬の構造上の問題を扱い，歯科治療の構造と質からの因果関係という観点から分析を行った．

参考文献

1) Baier, H.: Gesundheit als Lebensqualität-Folgen für Staat, Markt und Medizin. Zurich 1997
2) Breyer, F., Zweifel, P.S., Kifmann, M.: Gesundheitsökonomie. 4th edition, Berlin etc. 2003, p. 307 ff.
3) Gäfgen, G.: Neokorporatismus und Gesundheitswesen. Baden-Baden 1988
4) Hajen, L., Paetow, H., Schumacher, H.: Gesundheitsökonomie: Strukturen-Methoden-Praxisbeispiele. Stuttgart/Berlin/Cologne 2000, p.138 ff.
5) Schulenburg, J.-M. Graf v.d., Claes C.: Neue Honori-

erung in der privatzahnärztlichen versorgung. Klare Trennung zwischen Liquidation und Erstattung. Cologne/Munich 2000

6) Streeck, W.: Verbände als soziales Kapital: Von Nutzen und Nutzung des Korporatismus in einer Gesellschaft im Wandel. Working Paper 99/2, Max-Planck-Institut für Gesellschaftsforschung, Cologne 1999

7) Szucs, T.D.: Medizinische Ökonomie-Eine Einführung. Munich 1997, p. 39 ff.

8) Tiemann, B.: Aktuelle Entwicklungstendenzen des Kassenarztrechts. Medizinrecht 1983, p. 176 ff., p. 211 ff.

9) Tiemann, B.: Wandel vom Kassenarzt zum Vertragsarzt-Definition oder Statusänderung? Vierteljahresschrift für Sozialrecht (VSSR) 1994, p. 407 ff.

10) Weber, M.: Wettbewerb im Gesundheitswesen-oder: Warum können und dürfen Einkaufsmodellle der Kassen nicht Realität werden? Sozialer Forschritt Vol. 50 (2001), pp. 254-260

VII. 展望

1. 複合的な福祉国家の制約下における独立専門職としての歯科医師

1) 歯科専門職の業務と健康保険開業医の活動に影響を与え，独立専門職の地位を決定する要因となる法的枠組み

　ドイツ連邦共和国の歯科治療システムにおける歯科医師の職務活動は一般に（健康保険歯科医師の場合），二つの規制体系によって管理されている．すなわち，①歯科専門職の業務を管理する法的枠組み（特に1987年4月16日の通達による改定歯科業務に関する法律（BGBl／連邦法官報[Federal Law Gazette]のIのP.1225），1986年12月17日発行版における歯科医師のための登録規約補足（BGBlのIのP.2524），および医業専従者と会議所に関する州法）と，②健康保険開業医の活動を管理する規制（特に，社会法典Ⅴの規制），さらに，法令の本文により法的形態を定めたガイドライン，概要契約，集団協約である．

　歯科業務に関する法律と，1975年11月6日のドイツ歯科医師のための職業規約の両方が，歯科専門職を「本来的に自由業」と記しており，診断と治療の自由に基づいてのみ開業でき，その業務は商売ではないとしている．そのため歯科医師は，歯科技術と博愛主義によって自身の職務を行い，職務上の道徳観に従って活動し，治療業務・予防・健康回復に知識や技術を発揮する義務がある．この職業上の義務の一般的な定義は，職業規約によって細かく定められており，これは訓練継続，守秘義務，記録の保持，同業者への忠誠からさらに，緊急業務への参加にまで及ぶ個人の義務の全範囲を規定している（p.28 Ⅲ-1章とp.47 Ⅳ-7章参照）．

　当局の指導に制約されず，利益を第一に志向しない，歯科医師自身の責任で引き受けた活動としての歯科業務の自由業内容は，歯科医師が公的医療保険制度で働く場合，健康保険開業医の活動を管理する法的枠組みの制約に従わなければならない．独立（自由）専門職の個人的責任要因と疾病金庫制度の法的規範との間の潜在的な矛盾は，以下に示す1960年から61年の保険医・保険歯科医の法的地位に関する連邦憲法裁判所の基本的判決によって解決された．すなわち保険医・保険歯科医の業務は，それ自体の権利としては，公的医療保険制度で働く許認可を持たない自由診療の医師・歯科医師の業務と比較はできない．保険医・保険歯科医の活動は実際には，単に医師・歯科医師の自由診療での業務形態の一つである．また，保険医・保険歯科医の法的地位は，公務員の地位でもない．保険医・保険歯科医が，許認可を得たことにより，公法体系に含まれるが，この制度では医師・歯科医師は疾病金庫に従事するのでも健康保険医・歯科医師協会に従事するのでもない．医師・歯科医師と疾病金庫との間の直接的な法関係はない．保険医・保険歯科医は，健康保険医・歯科医師協会の従業員ではなく会員であり，協会は疾病金庫会員の医科・歯科治療を保証する法人的義務を果たすことを目的とする医師・歯科医師の協同組合的なグループである．保険医・保険歯科医は，職業上の経済的リスクを自身で負わなければならない．健康保険制度は，医師・歯科医師の自由業を，その職務実行のために生かすことになる．全体的に影響のない特定な場合では，この活動は健康保険制度のもとで，開業医が医科・歯科治療システムに関与することによって発生する

特定の制約に従うものである.

したがって，医師および歯科医師の自由業務は，自由業に適った個人責任と，福祉国家制度での医師・歯科医師の役割制限とを組み合わせた特別な位置付けである．これらの制限の限度を定義することは，ドイツ基本法の12項が規定する医科・歯科専門職を開業する自由の憲法保障という点だけでなく，独立した医業専門職によって国民に提供される保健医療のマクロ社会的関連性という点でも，非常に重要である．自由業の法的概念は，1998年7月22日のパートナーシップ団体法（Partnerschaftsgesellschaftsgesetz）の1(2)章で具体的に定義されており，ここでは，自由業の最も重要な特徴は，特別な職業的性質・創造的才能に基づいており，職業の独自の責任に関する個人的業務，また当該専門分野を実施するための独立した地位における個人的業務，顧客と一般大衆の利益を優先する個人的業務である，と規定されている．基本法の12(1)項によると，職業を実施する自由の保証に関して広い範囲に及ぶ記載があり，職務活動，活動が行われる場所，活動内容，範囲，期間，形態，手順および法令に関連のある職業活動のすべての様相に関係しており，また以下のような個人の自由が含まれている．例えば，

・職業上の団体結成の自由—具体的には，法的形式の選択において，これは民間自治の原則に基づいて実行され，また共同で職務を実施する自由である
・職業上の自己実現と処分の自由，診療の自由，投資の自由，契約締結の自由，価格設定の自由な構成内容（医学分野における最重要内容のもの）
・競争の自由と職業上の発表の自由．事実情報に基づく公表手段の利用や学位・専攻分野の発表を含む
・提供された専門職業務の有益利用

数十年間，歯科専門職の業務を管理する法律は，歯科医師の診療所経営と経済成長の自由に対し国家規制を課す傾向にあった．診療所設備，品質保証，生涯研修に関する歯科医師への財政的負担は，絶え間なく増加してきた．しかしながら，経済原則である歯科医手数料規則は15年にわたり経済傾向とは合致しておらず，歯科医師報酬の実際の数値はかなり下がっている．

したがって，医師・歯科医師は，健康保険制度の枠組みの中で職務を実施する場合，綿密に編みこまれた責任のネットワークに制約され，この責任のネットワークは診断と治療の中心的内容である職業活動自体にだけでなく，経済的側面，職業発展と処分の一般的自由にもまた影響を与えている．それゆえ，保険医・保険歯科医はまだ独立（自由）職業の定義に適合するかどうか，実際に現在は「4分の3は公務員」で公的医療保険制度において「公職にある人」ではないか，という疑念が提示されている．自由業の判断基準（すなわち特定の特殊な職業資格，個人責任，独立性）を定義する原則については，特定の職業資格のみが残り，結局その権利による新しい職業，「保険医・保険歯科医」の職業が存在するものと考えられる．

2) 職業的・経済的独立に対する制約

実際に，職業的決定の自由，および保険医・保険歯科医の職務活動における経済要因の両方が，次第にマクロ社会的な制御のメカニズムやマクロ経済的要素に影響をうけるようになってきているので，事実上，個人開業の仕事と直接関係のない基準とリンクされている．ガイドラインと予算状況が複雑に入り組んだ規制構造による診療の自由の制限，基準に則った費用効率と品質保証監査という形態での厳密な規制の実施，予算計上と消極的な対策による制限，契約と報酬の制度における絶え間ない立法の干渉—これらすべての要因が，費用便益計算と分析に基づくアプローチに対する，医学的・治療的条件の従属傾向およびミクロ経済レベルでの物質的制約傾向の兆候となっている．

保険医・保険歯科医になるための免許と当該機能の実施は，多くの制約・法律にすでに従属している（p.28 Ⅲ章参照）．こうした規制でもっとも

重要なのが，1999年に施行された，許認可を受けた健康保険開業医としての活動の開始と停止に関する需要計画と年齢制限の現行システムである．この法律は，55歳に達した登録医師・歯科医師は，健康保険制度下で医科・歯科治療を行う資格を認められないと規定している．すべての資格は68歳で失効する．連邦憲法裁判所は，許認可におけるこうした主観的規制を，開業医数の増加は公的医療保険における出費の上昇を引き起こしていることを根拠にして，医療保険費抑制の適切な方法として正当であるとみなしている．供給誘発需要という状況は，医科分野と同じ程度には，歯科部門には当てはまらないという事実は別として（この点に関してはp.37 IV-2章も参照），部分的な「専門的開業の禁止」は余剰に対する正しい対処方法であるかどうかは非常に疑わしい．なぜならば，少なくともその効果に関しては，実質的には職業選択の自由を侵害しているに等しいからである．職業選択に継続的な効果がある業務実行に関する規制は，連邦憲法裁判所は通常，他の手段で保護することが不可能な特に重要な社会利益で必要とされる場合にのみ，このような規制を適正であるとみなし，厳しい憲法基準を適用している．この観点からみると，保険医・保険歯科医の業務処分の自由を妨げ，開業パートナーシップの共有や譲渡を禁止する規約（社会法典Vの103(4)章）もまた，問題がある．開業や業務提携の権利は，財産権保護を規定する法律により恩恵を受けている．なぜなら，これらは個人歯科医師としては無視できない活動に基づいており，彼らの生計を保護する目的に適っているため，この種の強制的な国の管理手段は不公平である．同様のことが，社会法典Vの95b(1)章に含まれる，免許の共同放棄に関する規約に当てはまり，これは，他の歯科医と共同で保険歯科医としての免許を委譲する保険歯科医に6年間の免許停止を課している．人口の90パーセント以上が社会保障で保険を受けていることを考えれば，このような刑事制裁は歯科医師の生計を破壊し，職業実施の禁止も同然である．

能力が維持されているという証拠がないと失効することになる免許を，組織的形態の生涯研修に参加することで許可するという義務を条件として，保険医・保険歯科医免許を維持させる計画にも，同じ懸念が当てはまる．もし生涯研修に従事する義務が（いずれにせよ職務実施を規定する法律の要請であるが），合憲だとしても，これは内容と形態の両方を簡単に細部まで規定しており，「医師・歯科医師のための定期的実践適性テスト」形式の強制生涯研修は憲法の原則と調和しているとは言えない．質の高い保険医療の促進は確かに社会にとって特に重要な必要要件であるが，免許を維持するために免許更新の要求条件の妥当性は，きわめて疑わしいまま残されている．一方では，職務遂行のための，免許更新または，実質的な時間制限のある免許は，ドイツの教育と職業制度においてパラダイムを変更させ，その結果これは，基本法の3(1)章に規定された平等の原則に照らし合わせて考慮されなければならないと思われる．他方ではこれは，現在開業している医師・歯科医師のための正当な期待の原則を保護するなどの，もっとも重要な憲法原則のいくつかと密接な関係があり，自分たちに認められている法的地位を恒久化する期待にも影響するだろう．今ある法的地位の失効は，当該医師が失効を予想できるような理由がなく，それゆえに自分の計画では失効を認めることができない場合，また彼らの期待が関連法の裏にある意図よりも保護に値するという状況では，少なくとも認められるものではない．このような方法の能力本位の側面に加えて，連邦政府と州の関連当局の観点では，欧州共同体法の分野でもまた問題が生じるであろうし，欧州連合加盟国からの職業者に対するこの種の国の独善的行動を，強制することはできないだろう．なぜならば，移動の自由に関する規定と矛盾するため，また欧州共同体法下で国は自国民に対し差別待遇を取るかもしれないが，基本法に規定された平等な扱いの要請により確実に問題提起されるにちがいないからである．

3) 制度に関する制約による歯科医師の地位と機能の変容

　公的医療保険制度の事情のために保険歯科医の機能化推進は，患者との関係においても明らかになりつつある．費用効率の必要性と経済規制の責任が，医学上・科学上の基準に基づく治療法決定に押し付けられる場合，保険歯科医は単に，治療を目的とした患者との関係における独立専門職として機能を果たすことができないだけでなく，公的医療保険制度のための制度的機能をも果たすように求められている．これは，現物給付原則の法的構造に内在しており，これは患者に対する保険歯科医の役割を公法制度の状況に準拠した役割に変化させるものである．便益と治療のシステムにおける透明度の欠如，および当事者の自己決定の不在と契約上の自立性，そしてガイドライン・目標値・予算といったような外的要因による治療の規範的制御など，こうしたすべての要因が医師・歯科医師と患者の関係を損なうことになる．それは，法律に規定された平均価格から逸脱した治療と医薬に関して経済的規制が課されるような機能不全のシステムと同様である．公的医療保険制度下の医師・歯科医師に対する一層の脅威は，データ保護に関する社会法典Ｘの規定を厳密化することによって発生し，これは医療上の守秘義務と情報に関する患者の自己決定権を阻害することになる．

　個人責任に基づいた独立開業に加えて，自由業者の特徴は，実際に行った業務に従って独立専門職の行った個人的業務の報酬である．したがって，社会法典Ｖは保険医・保険歯科医の妥当な報酬を規定し，一方で制度内容，他方では税制面での治療と便益システムのバランスを取ろうとするようになった（p.59 Ⅵ-2章参照）．保険医・保険歯科医の活動は，次第に費用効率の監査を伴う予算ベースの制度における全体的平均値に対して測定されるようになっており，その結果，患者に対する責任を引き受ける自由業者の一員としての歯科医師の地位の主な内容は，社会資源の管理に関する公法上の責任に取って代わられる．このようにして，保険医・保険歯科医は個々にあわせた治療を犠牲にして，全体的費用を考慮することに無理矢理集中させられる．疾病率リスクが医科・歯科専従者に転移してきたことにより，独立専門職としての医師・歯科医師は行った治療の費用に対する正当な報酬が与えられると規定する代わりに，報酬の合意は強制的保険料資金により供給される包括報酬のプール金庫の一部に対する単なる社会的要求になりつつある．保険医・保険歯科医はこうして，道徳的制約，公的治療要求，経済的正当性の間の解決できない目的離齬に見舞われていると認識している．結局，予算ベースの報酬制度は，保健医療便益の割り当て，公然または非公然の「選別」および，現物給付と予算原則の根強い支持者により拒否された明らかに重層的な種類の保健医療をもたらす結果となる．

　保険医・保険歯科医の地位と機能の変容は，健康保険制度下で医科・歯科治療に責任のある自治組織の機能変更にも反映されている．一方では，国によるコントロールで重荷から解放されたこれらの自治責任は，増殖する社会立法の内向きな強制機能によって次第に取って代わられつつある．そしてこれは，自治団体にその構成員に対する懲罰的機能を割り当てている．したがって，これらの機能は，監査義務の形態や，潜在的経済制裁，厳しい懲罰的権限および需要計画において，会員を支配するようになっている．他方では，職業上の利益保護に関する医師・歯科医師の自治的行動の自由は，以前にも増して制限されつつある．自治の協同組合的形態は，こうした概念とは無関係な団体によって抑圧され，そしてその団体に，官公庁の管理は徹底した監督権や承諾に異議を唱えたり拒否する権利を与え，あるいはまた，同時に自治制度に沿って操作し，治療の基準，生涯研修，品質保証方法に関して擬似基準的目標が課されている．結果として，医師・歯科医師は多くの場合，自分たちの自治組織をもはや自由業者の一員としての自身の利益を組織的に表すものとは考えず，強制された制度状況を満たす目的で間接的国権を行使する管理監督団体とみなしている（p.54

VI-1章参照).こうした疎外の過程と,自治制度の機能移管によって,自由業者としての医師・歯科医師の革新的能力は活性を失い,医師・歯科医師は患者に対して相応の責任を行使することができなくなっている.

4) 独立専門職としての歯科医師の地位と保健医療の欧州化

独立専門職としての歯科医師の地位および歯科医師の自治制度への新たな課題が,医科・歯科従事者に適用される法律の欧州連合化によって生じるにちがいない.欧州共同体設立条約で正式に記された基本的自由には,団体組織の自由と,業務提供の自由が含まれ,これらは他の欧州連合加盟国において,支部の診療所を設立することも含めて職業を実行するための歯科医師の権利を保証している.業務提供の自由は,その他の欧州連合加盟国で独立専門職として職務を実行する権利も保証しているので,治療業務の活動範囲とその業務を求める患者需要との両方に適用される.1978年に,具体的な欧州の公式命令が歯科従事者および,医師,薬剤師,弁護士,建築家などその他いくつかの自由業者について採択され,欧州共同体中の歯科医師に対し,研修範囲と卒後研修の制度を一致させた.この公式命令は,適切な登録要件を満たした歯科医師が,新たな国別要件を課されることなく欧州のどこでも開業できることを保証した.このため,ドイツの健康保険歯科医師のための2年間の準備期間を,ドイツで開業を希望して他の加盟国から来た歯科医師に適用することは不可能となった.第三国で発行され欧州連合のその他の国で認められた資格は,適切な職業上の経験があれば,欧州連合加盟国籍の医師に診療所を開設するための資格となるのである.欧州連合市民が次第に内部境界のない欧州の中で移動する基本的自由を利用して,歯科医師もまた履行障害なくその他の加盟国内で開業の自由を行使し,そこで業務を展開するという事実は,欧州法にまだ同調していない国の法律との間で一層頻繁な軋轢を生じている.共同体法に正式に明記された内部自由市場の基本原理と,欧州内における各保険医療システムによる異なった取り決めとの間で対立する一つの根本的理由は,英国のような加盟国では国の医療サービスとして保険を提供しているのに対し,フランス,ベルギー,ルクセンブルクでは費用返済原則が適用され,またドイツでは現物給付の原則が支配的である,という事実である.保険医・保険歯科医に対する許認可規制,開業医のための包括報酬契約,医療の予算と報酬は,欧州法の境界と常に衝突するドイツの制度の特徴である.すでに述べた欧州司法裁判所の判決は,医科・歯科業務の国境を越えた資格に関して,国の保険医療法が関与する物品移動や業務提供および開業にかかわる欧州の基本的自由の潜在的な危険性を指摘している.患者は欧州内で異なる品質と価格を利用する機会を与えられているが,これはサービス提供者間での,また将来は保険業者の間での,全欧州規模の競争を引き起こす可能性がある.

しかし,ドイツの保険医療制度の意味するものは,実質的な順応プロセスの必要性である.費用返済制度の導入の優位性とは別に,これらが関与するものは,健康保険医・歯科医師協会を通じて需要計画と量的制限を官僚的に支配することの放棄,予算ベース(外国の業務提供者の報酬には不適切な)または浮動点数評価を用いた報酬制度の変革,国家レベルでの品質管理の終焉,競争と欧州基準の専門職開業のルールとの調和である.歯科専従者の業務実行を管理する法律も影響は受けないであろう.つまり,情報提供ベースによる宣伝や開業パートナーシップの法人形態に関する規定は,欧州の発展に準拠せざるをえなくなるだろう.欧州の競争法の文脈においては,職業者の自治に関して,また社会保障に関して責任を有する組織は,次第に社会利益の機能という観点から,精査に晒されるようになってきている.欧州委員会の動向と,ある範囲では職業団体を欧州競争法に従わせる欧州司法裁判所の動向もまた,強化されるにちがいない.いずれにせよ2002年2月19日の判決で,欧州司法裁判所は,職業団体によっ

て採用された規制が欧州競争法に準拠していたとしても，職業上の義務を規定する法律は認められ得る，と規定した（判例 C-309/99）．たとえそれらが職業の適切な実施のために必要とされる競争を制限する効果を持っていたとしてもである．これは，欧州競争法のもとで，単にそれが競争を妨げる可能性があるという理由だけで，許されないことはないという意味で，この判断基準は社会的利益の状況によって決められることになるだろう．これは職業上の義務を規定する法律と，自由業者に課される報酬基準の両方に適用される．したがって，もし個人的信用関係に基づく診療業務を行使するときにおいて必須の機能を果たすと見られ，それに従い自由の原則で統治された社会秩序に貢献するという重要な役割を果たしている場合は特に，欧州法の動向は自由業者，とりわけ歯科医師にとっては確かに期待のもてる展望となるだろう．2001年10月11日の判決で，欧州司法裁判所は初めて，欧州法の枠組みにおける自由業者の重要性に注目した．曰く，「（前略）自由業は（中略）とりわけ著しい知的特徴を有し，高水準の資質を要し，通常は明確で厳密な職業制限を前提とした活動である．こうした活動の実施において，人的要素は特に重要であり，その業務遂行は常に，職業活動を達成するためには多くの独立性が必要である．」もしこれらの基準が，今後の欧州法の発展のための基盤として採用され，また国内法にも同じように影響を与えるなら，歯科専従者を含む自由業者は，将来は確実に楽しいものになるだろう．

2．疾病率分布の変化*

2050年までのドイツ連邦共和国における人口統計学的傾向は，一方では平均寿命の延びと，他方では出生率の低下による若年者人口比率および総人口の低下が特徴である．高齢化の表題のもと

---

*ヴォルフガング・ミヒェーリス（Wolfgang Micheelis）博士（IDZ）とセバスチャン・ジラー（Sebastian Ziller）博士（BZÄK）に感謝する．この章執筆にあたり，彼らの助力を得た．

にしばしばメディアに取り上げられるこれら二つの傾向は，欧州全体で顕著である．これらは，疾病率分布の変化という形で医療制度における需要予測に影響し，その結果当然，ドイツにおける歯科治療の未来を暗示するものである．

口腔衛生の一般的意識の高まりは，歯科医療における科学的発展と相まって（予防と治療の両方の分野において），より多くの人々が，一層多くの歯を高齢まで維持できるようになることを意味している．高齢まで自分の歯を残したいという患者の関心の高まりによって，歯科医師は，歯を維持するためのより良い方法や歯周病治療に努めようと考えている．しかし，歯の生涯維持は，組織的な予防の取り組みを伴う歯科治療を条件とし，それには第一の予防（予防医学），第二の予防（早期診断），第三の予防（検査での病理学上の処置の継続）が重要である．すべての世代の多くの患者が今日，こうした積極的な意欲を持っている．

これに関連して，後述の表（**表7**）が指定口腔疾患と，全生涯の展望におけるその主なリスク要因との間の相互関係を説明している．外因的・内因的リスク要因についても同様に説明できるだろう．

1）う蝕：有病率と減少

う蝕の有病率に関する大規模な国際的比較研究によると，1970年代からほとんどの西ヨーロッパの国々とアメリカではこの疾患が継続的に減少しているという．こうしたう蝕の減少は，保健医療政策によるインセンティブの欠如と当該社会政策決定の欠如のせいで，ドイツ連邦共和国では比較的遅い段階でようやくみられるようになった．しかし，1980年代の終盤からは，母集団を代表する多くの横断的研究が発表され，ドイツの幼年期・青年期のう蝕の症例数は，他の国と同様に継続的に減少していることを明らかにしている．

ドイツでのう蝕の減少は，主に集団および個人予防の政策，家庭での歯磨きの推奨（フッ素を含有する歯磨き粉による），および歯科治療の成果

表7 指定口腔疾患とその主なリスク要因

年齢グループ	口腔病理	主なリスク要因
乳児と幼児（0～4歳）	唇顎口蓋裂 顎の発育不全 う蝕（乳歯）	遺伝子異常／欠損 習慣，特に授乳に関する不十分な口腔衛生 特定の口腔細菌株 砂糖の摂取
児童（5～14歳）	う蝕（咬合面う蝕） 歯肉炎 歯の位置異常と歯列不正 歯の外傷	不十分な口腔衛生 砂糖の摂取 習慣 歯列異常 外傷（スポーツ／遊び／交通事故）
青年と若年成人（15～24歳）	う蝕（隣接面う蝕） 歯肉炎 若年性歯周炎	不十分な口腔衛生 砂糖の摂取 特定の口腔細菌株 精神的ストレス 免疫機能障害 代謝障害
労働年齢の成人（25～64歳）	う蝕（二次う蝕） 歯肉炎 歯周炎 咀嚼器官の機能障害 歯の喪失	不十分な口腔衛生 砂糖の摂取 ニコチン過剰摂取 精神的ストレス 免疫機能障害 特定の合併疾患

(C) IDZ 1999

と考えられる．1989年の社会保障規定の改定（公的医療保険制度による集団予防活動の資金提供）により，特にフッ素対策と集団予防情報提供キャンペーンによる成果を享受したのは子どもと青年であった．こうした子どもと青年の積極的な口腔健康指向は，1991年の公的医療保険制度における個人予防項目の設定によってさらに促進された（1993年の追加的拡充を伴う）(p.36 Ⅳ-1章参照)．特に，予防的な臼歯裂溝の填塞（IP5項）は，臨床疫学の観点からみて，う蝕減少に大きな貢献をしている．

ドイツにおける12歳児の口腔衛生の向上は，特に目をみはるものがある（図5）．10年前の12歳児はまだ，4本以上のう蝕，失った歯および治療した歯（旧連邦州（旧西ドイツ）のDMF-T4.1）があったのに対し，2001年のドイツにおける12歳児の平均DMF-Tは，2000年にWHOが定めた2本というDMF-Tの目標数を大幅に下回る1.2であり，国際比較歯科衛生からみても，現在トップレベルである．

ドイツの青少年を対象とした予防努力は，このように，当然，成功例として説明することができる．しかし，多くの歯科疫学的研究は，すべての年齢グループにおいて社会階層と口腔衛生との間の，また社会階層と歯科治療水準との重要な相関関係を明らかにしており，これにより人口におけるう蝕分布は，歪曲化あるいは二極化として認識されている．したがって，上昇したう蝕リスクの特定目標人物群は（「高リスク集団」）いうまでもなく，ドイツの歯科界が直面している主要な社会医療課題の一つである．

2）予防による治療ニーズの変化

数十年にわたり，子どもと青年に注目した予防歯科と科学的調査が盛んに行われた．高齢者や大人は，たとえ対象とされても，個別の予防活動の

Ⅶ. 展　望

図5　ドイツにおけるう蝕の減少，1973-2000年，12歳児童のサンプルによる説明

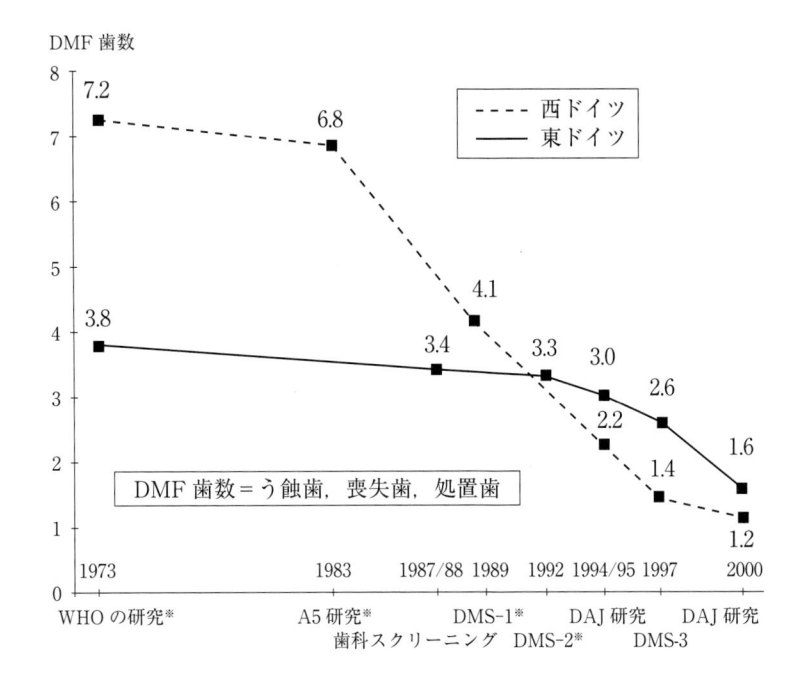

＊計算により挿入：8・9歳児童と13・14歳生徒に関する研究
© IDZ, 2001

みの対象であった．しかし将来の歯科医師の活動では，高齢患者の歯科・口腔・顎顔面治療は今よりもっと大きな役割を果たすだろう．変化した人口統計学的傾向と科学的革新によって提起された努力目標を判断するために，高齢者の口腔衛生状況の典型的データが必要である．こうしたデータで最近のものは，1991年にドイツ歯科医学会が第3次ドイツ口腔衛生研究（DMS-3）を出版して，利用することができるようになった（p.18 Ⅱ-1-5）章参照）．歯科予防対策からの恩恵を受けていない成人や高齢者，さらに具体的対象となる疾病やリスク要因が若者のものと異なる成人や高齢者では，う蝕の著しい減少もなければ，重症な歯周病の有病率も低下していないことが近年明らかとなってきた．硬直的な支払請求制限とあいまって，財政状況に支配された保健医療政策は，ドイツでのこうした対処の妨げになっている．大人（35～44歳）のう蝕の充填率は90％を超えているので，治療レベルは少なくともう蝕に関しては高いのである．他方で，社会の歯周疾患指数（CPI）の測定法によると成人と高齢者の重症な破壊性歯周疾患は比較的高く，CPIの4となっている割合は成人では14.1％，高齢者では24.4％である．

人口統計学的傾向（すべての現代産業社会における成人と高齢者の割合の増加）だけからすれば，口腔粘膜の患者数は明らかに増加すると予測される．

高齢者の補綴治療は，ここ数年で質的にも量的にも増加している．歯の喪失はこのグループでは著しく低下している．総義歯は現在では65歳から74歳の約4分の1にのみ使用されている．この年齢グループのその他の人は，自分の歯をいまだ多く保っている場合が多い．このことから，保存治療（歯内療法や高度な充填オプションを含む）もまた，広範囲の補綴治療と同様に，将来的に増加を続けるだろう．しかし社会医学の観点からすると，早期の歯科保存治療は最終的には歯の喪失の程度と年齢に重要な影響を与えるため，老人の口腔疾患の治療は実際には，成人期のもっと

早いうちに始めなければならない．

　予防分野での当初の成功にもかかわらず，2020年までの人口統計学的傾向からすると，補綴を用いる主な理由となっている歯の欠損は，きわだって減少しそうにはない．そのため，ドイツにおける補綴需要は，同想定期間内に下降するとは予測できない．固定補綴（ブリッジ）とインプラントは，さらに一般的に使われるようになるだろう．したがって，補綴治療の質と範囲は，人生の早い段階での予防活動に当然左右される．ひいては1本の歯の欠損のための補綴治療は増えるだろうし，同時に総義歯も次第に減少すると思われる．

　う蝕や浸食症による顕著な歯の硬組織欠損に加えて，咬合変化のような続発症により，付着器官の疾患（歯周病）は，健康的で機能的な高齢者の歯にとっては大きな驚異となる．青年の約3分の1がすでに，歯肉炎の重大な兆候を示しており，また同時に歯周病の兆候は，成人の同じく約3分の1に見られる．重症な歯周病は成人の14％，高齢者の24％に認められる．

　しかし，これらの歯周病に関する望ましくない数値を長期的に減少させることは，歯周病治療のみによっては達成できない．特に初期予防処置が必要である．その恩恵は高齢期の数十年後になって初めて実感されるため，有病率は短期的には変化しそうにない．このことから，予防と治療の両方の方法を，実際に適用する必要がある．口腔保健の自己管理は，特定の対象グループでの歯科医師の指導による情報提供と動機づけによって，また健康問題に対する成人と高齢者の大部分の意識変革と習慣改善をねらった公共の情報提供キャンペーンによって促進されるべきである．

3）歯科病理学と一般病理学の相関関係

　口腔の健康は，非常に多くの身体的要因による影響をうけている．さらに，口腔疾患は全身の健康に悪影響を及ぼす可能性があることを示す臨床的・疫学的エビデンスが数多く存在する．歯科病理学と一般病理学の多くの相関関係は，特に成人および年配者において重要な役割を果たす．例えば，最近の研究によって，糖尿病のような代謝障害やニコチン過剰摂取などが壊滅的な歯周病を引き起こすことが明らかにされた．逆に，重症な歯周病は冠状動脈性心臓病や動脈硬化から慢性再発性気管支炎や肺炎にいたるまでの，多くの一般病状と関連していることもわかってきた．

　口腔疾患と一般疾患との相関関係，患者の合併疾患率の高さと高齢者の年齢特有な機能不全についての認識が高まってきていることから，歯学は，歯学自身のイメージ・チェンジに取り組むことによって，医学の全般的分野の中で新たな意義を持ちつつある．これまで以上に，歯科口腔顎顔面科は，医学専攻分野の重要な標準部門としてみなされるにちがいない．「歯科医学」（dental medicine）という用語はさらに正当化されて使われるだろう．

　したがって，歯科医師の基礎教育と生涯教育の中で，一般医学にもっと重点をおく必要がでてくるだろう．ドイツにおける歯科専門職者が長年にわたり，より多くの予防指向的で学際的な要素を教育カリキュラム（p.28 Ⅲ-1章参照）に含めるために，歯科医師のための登録規約の改定を強く求めてきた理由はここにある．

　前述の内容は，ドイツにおける高齢者歯科治療の将来的状況の複雑性を示している．そして，予防を指向した歯科口腔顎顔面治療モデルは医療経済学に対して何を暗示するだろうか．

4）保健経済学からみた予防の効果

　生涯にわたる予防策の主な目的は，歯を失うリスクをできるだけ人生の終盤の短い期間に限定することをめざしている．こうした「有病率の抑制」は，生涯のさらに長い期間にわたる口腔と全身の健康増進，およびその結果として人々の人生に対する主観的な生活の質の改善をもたらす．これまで示してきたとおり，ドイツはこれまでの数十年にわたってこの目的をかなり達成してきた．次世代はより多くの自分の歯を老齢まで保てるようになるだろうし，そうなれば固定式補綴物は将来的にはさらに顕著な役割を果たすにちがいな

い．

こうした理由から，口腔衛生の明らかな向上にもかかわらず，費用は短期的中期的には低下することはなく，それどころか高齢者では増加すると思われる．しかし長期的には，予防が費用節約をもたらし，（純粋な費用を考える以上に）患者の主観的な生活の質の実質的な向上をもたらすと考えられる．

ひいては将来的に，予防指向の歯科口腔顎顔面科治療の性質は，四つの重要な側面によって影響を受け修正されると思われる．

- 社会における人口統計学的変化（高齢人口，寿命延長と出生率低下）
- 医学技術の進歩
- 心理社会的側面も含めて，口腔保健が身体の全般的健康に次第に影響を及ぼすという科学的裏づけのある要因（およびその逆の，一般医学から口腔保健への影響要因）
- 患者が保険医療制度のサービスへの要求に関してより批評的で自覚的になるという明らかな社会学的傾向

5) 将来の重要課題

将来の重要課題に対処するための，最良のアプローチは，FDI または WHO の当該提言に従って，人口に基づく達成可能な口腔保健目標を定めることであろう．隣接する科学専門分野とともに，歯科医学は高齢者の口腔疫学分野，治療の需給調査，予防計画の評価，および医療経済学の観点からの分析に集約すべきである．

しかし，疾病率分布の変化により潜在的に発生しつつある現在の仕事に対処するため，開業医はまた，患者の実際の歯科的要求に従った治療を基本にして働く必要がある．そのためには，政治家は，適切な保健医療と社会規約という手段によって，必要な融通性を作り出し，拡大しなければならない．歯科医師は，上記規定に則った予防と治療の診療活動の拡大が可能となるように，必要なミクロ経済的枠組みを確保しなければならない．もちろん科学は課金条件を決めることはできないが，観察した病理学の範囲と特定の病気の疾患率における変化を実証し，提供した歯科治療の証拠を提示し，それに従い政治的決定の根拠を提供することが可能である．

3. 歯科治療の未来形態のシナリオ

前述の視点から，公的医療保険制度の構造の範囲内における歯科治療の将来は，危険な状態にあるとみなされるに違いない．現物給付原則（p.59 Ⅵ-2-1）章参照）を支配し，健康保険開業医の活動を規定する法的枠組みは，法的定義の観点では簡単には解決できない本質的な矛盾をはらんでいる．これらは被保険者や患者を保障するための歯科医療の革新が移り変わることを妨げ，不適切な経済的誘因を助長している（p.63 Ⅵ-3 章参照）．現在では，これらの構造問題に起因する政治的沈滞があることは明らかである．欠落しているものは，明確に定義されたアプローチによってこれらの問題に対処しようとする政治的意思である．今なお歯科専従者は，そのようなアプローチをきちんと主張しつづけてきているが，それは「費用返済を伴う診断ベースの固定助成金」制度である．その主な特徴の概略を以下に説明する．

1) 費用返済を伴う診断ベースの固定助成金

このアプローチの根底にある発想は，現代の保険医療制度における財政政策の一般的傾向に準拠しており，それによると，歯科治療のための財政レベルを決定する基盤は，用いられる治療形態ではなく，診断で決定された治療法である．これは，治療計画のための基盤だけでなく，支払機関から被保険者会員に歯科治療のために供与された固定助成金の水準を決定するための基盤となる．このような診断ベースの固定助成金は，現在は公的医療保険リストに含まれていない治療形態にもまた適用できる．例えば，患者は固定助成金を損なわずにインプラントを選ぶことができる．つまり患者は，固定助成金と実際にインプラント費用との差額を払うことになる．

診断ベースの固定助成金モデルはまた，現在の

公的医療保険の現物給付制度では，臨床的に不適切とされる治療を実際には行わないことになっているが，これを無効にするだろう．このモデルは診断に基づいているため，これは現在の代替歯科治療の非官僚的統合を可能にし，その結果将来の発展の余地を残すものである．

固定助成金に匹敵する制度は実は，1997年と1998年に，1997年6月23日の第2次公的医療保険制度改革法の規定に準拠した社会法典Vのもとで，すでに実施されている．しかしこれらの固定助成金は診断ベースではなく，いずれの場合にも治療に使われた実費形態の特定歯科費用および歯科技工費用に関連したものであった．治療伝票が高額になればなるほど（患者が選んだオプションに従って），疾病金庫の割合ベースの固定助成金は高額となった．このような固定助成金制度は，利用可能な資金の公平な分配という目標に全く適してはいなかった．ある意味では社会的正当化の完全欠落で，これは明らかに意図的に高額な治療を選んだ患者に特別の利益を与えており（患者自身が負担するコスト比率は高くなるが），同時に疾病金庫から多額の請求をする可能性があったのである．

連邦保険歯科医協会にかわって，デモスコピ・アレンスバッハ研究所によって行われた世論調査のための患者調査は，大多数の回答者がこのような診断ベースの固定助成金制度を割合ベースの固定補助金モデルよりも公平であると考えていることを明らかにした．

2) 固定助成金を決定する基準

固定助成金を決定するための4つの基準を以下のとおり提示する．

①予防指向

固定助成金の水準は，効果的な保健医療政策の制御要素である．歯科の予防指向の制度では，関連治療項目による長期維持と口腔保健の改善への貢献が大きければ大きいほど，固定助成金は大きくなるだろう．反対に，歯科医師の指示がない場合には，除外する規定を設けることもできる．この場合には，要望の多いオプションは，患者側の純粋に審美的な好みによるものである．

②保険が利く特定歯科治療

固定助成金モデルは，原則的に歯科のすべての分野に適用でき（保存と外科治療，補綴治療，歯内治療，歯周病治療および歯列矯正治療），そのために，受け入れられる治療範囲は，下された診断による．例えば，同一の臨床診断であっても，種々の医学的効果や自覚効果により，さまざまな費用水準で多くの代替手段を扱うことができる．このため，補綴治療は診断ベースの固定助成金の発展のためにふさわしい最初の試験的分野になるだろう．

③被保険者の「連帯団体」の資金力

公的疾病金庫により被保険者会員の歯科治療のために現在提供されている資金は，将来的な診断ベースの固定助成金の統合レベルでの暫定的な基盤となる．さらに，この基盤は患者が民間保険を利用している場合には，すぐに使用することができる．

固定助成金の金額は，社会立法の高次元のコントロール目標によって決定される．例えば，公的医療保険出資比率の全体的な低下，あるいは，治療費の全部または一部を個人に課すことができる場合の連帯団体の出資の制限などである．しかし，この金額はまた，保険金レベルの設定を歯科治療のための民間保険会社によるコントロールの際にも利用可能である．

このような制度はまた，個人被保険者に超過社会負担を課すなどの可能性を排除するためには，困難な条件をはらんでいるかもしれない．

④競争本位の側面

保険医療分野において繰り返し提唱されてきた競争の概念は，診断ベースの固定助成金の導入によって中期的には完全に実施することができる．あらゆる疾病金庫が原則として，さまざまな水準の固定助成金を被保険者会員と取り決めることによって，顧客獲得を自由に競うことができる．これは特に民間保険会社に適用されるものである．

Ⅶ. 展　望

3）費用返済，請求書，支払い制度の原理

　歯科治療のための全体的費用返済制度の導入によって，ただちに治療手段の透明化のための全体需要が満たされ，一連の支払いにおける関係当事者である被疾病金庫会員のための関連費用が満たされるだろう．費用返済のさまざまな形態が補綴・歯列矯正の分野ですでに何年も実施されているため，これは被保険者のための抜本的な改革にはならないだろう．

　さらに，費用返済原則は診断ベースの固定助成金制度の民間保険領域への適用を促進するにちがいない．これはまた，欧州連合諸国の大部分で使われている財務システムにも準拠している．

　この制度において，患者は歯科医手数料規則に基づいて歯科治療に対して直接請求されるので，被保険者個人は彼らの疾病金庫から当該固定助成金が返済される．賃金に関する国の法律は，必ずしも保険に保障されていない治療のためではない．その他の欧州連合加盟国と同様に，料金は市場動向により決定された水準に落ち着くと考えられる．

4）公的医療保険と民間保険，双方のための固定助成金制度の適用性

　費用返済を伴う診断ベースの固定助成金制度は，公的医療保険制度内での効率性だけではなく，民間保険事情における適用性という長所もある．公的医療保険リストから歯科治療を除外しようとする現在の改革提案と関連しており，それゆえ歯科専従者は，さまざまな社会的・財政的政策目標と調和する，財政システムおよび歯科治療管理システムを提案している．

　診断ベースの固定助成金制度は，大きく改革が必要な現在制定されている公的医療保険制度にとってかなりの長所がある．

　保険対象の治療項目と固定助成金の水準の両方が，公的医療保険制度の中に制定されることになる．この課題は，歯科医師と疾病金庫の連邦委員会（p.25 Ⅱ-3-1）章参照）に割り当てられる可能性がある．固定助成金は，この団体により定期的な間隔で調整することができ，あるいはその代わりに，例えば疾病金庫の歳入を決定する指標としての，保険金支払いの対象になる賃金・給与の変動とリンクすることにより，ダイナミックな要素が助成金へ導入されると思われる．

　診断ベースの固定助成金制度は，保険医療政策の分野における管理を促進させ，また，当該治療項目に関して予想される効率的で耐久力のある公的医療保険の全体的な出費を制限することができる．一つの可能性が，標準的固定助成金の水準が設定された場合の，出費総額の法的上限固定である．

　前もって設定された固定助成金制度によって許容される請求と，支払いの抜本的な単純化の結果もたらされた費用のかかる計画や監査手続きが，実質的に排除されることにより，広範囲の節約が可能になるにちがいない．管理コストは削減され，公的疾病金庫はそれに付随して，実際の治療によって多くの額を充てることができると思われる．特に，包括的報酬，報酬分配，実現可能性と費用効率を算定する機関は廃止できる．治療計画と治療後の両方に関する患者へのアドバイスは，保険歯科医の地方組織によって運営される相談制度を通じて継続的に行われる．このような変化は，現在の契約治療項目が新たな固定助成金のための基盤となり，「超過コスト」治療の分野にきわめて容易に組み入れることができるはずである．

　さらに，新たな法的枠組みでは，疾病金庫の間で純粋に競争することが可能であり，これによって例えば，保険および固定助成金水準の保障・制限のさまざまな形態や，金庫を要求する状況，金庫が関係した治療を提示することが可能となるにちがいない．したがって，疾病金庫はまた自身の制御機能を持つことができると思われる．

　これらの固定助成金が負担基盤を設定するための個々の治療項目は，非常に多岐にわたる可能性がある．この融通性は，公的医療保険資金を将来的に節約することになるだろう．

　固定助成金制度はまた，健康保険によって保証

された治療項目リストから補綴治療が除外された場合にも，これが憲法で認められるようになれば，間違いなく利用されるだろう．こうした公的医療保険制度のもとで規定される治療制限は，歯科治療の観点からも社会政策の観点からも正当化できるものである．一般に，歯を失うリスクは，かなりの程度で患者の行動に依存している（口腔衛生状態）．個人と集団の予防サービス促進を目指してきたさまざまな法的イニシアチブは，社会法典Vの21と22章に具体化されているように，被保険者個人が当該予防方策を認知し実施できるようにしている．被保険者に完全に責任を負わせるこのようなアプローチの進展は，したがって，公的医療保険料率の迅速で有意義な減少とその結果としての非賃金労働コストの減少を目的とした高レベルの社会政策の達成を促進するために，社会的にも正当化されるにちがいない．2001年の公的医療保険支出の当該レベル原則で，こうした方策は約37億ユーロを節約できると考えられる．

補綴治療が公的医療保険制度のリストから除外されれば，費用返済を伴う診断ベースの固定助成金制度は，歯科医師と患者と保険会社の三角関係内で適切な補綴提供の制度を民間保険会社が立案できるようにする最適の手段となるだろう．診断ベースの固定助成金制度の資金提供と制御の長所は，その性質と範囲の両方において，公的および民間の保険形態に公平に適用される．

現在議論中の公的医療保険リストから，歯科治療の特定分野を除外するための次の代替案としては完全な除外が考えられる．いくつかのヨーロッパ諸国（例えばスイスやスウェーデンなど）は，国と地域社会の両方による予防政策の同時推進とともに，歯科治療の完全民営化に成功した顕著な例である．

この場合，スイスやスウェーデンのように，ある種の治療は現物給付の形態での公的医療保険制度の対象とされるべきである．例えば，
・子どもと青年のための予防，検査および治療
・腫瘍，後遺症，遺伝的先天奇形のため必要とされる治療

社会立法は，公的医療保険から除外された治療項目のために，民間保険契約を用いて保険を確保すべきである（そのような契約締結の可能性に注意を向けさせるやり方だけでなく，国の保障責任を説明するやり方によっても）．このようなシステムは民間保険会社によって運営されることができる（p.24 II-2-2）章参照）．社会法典XIの1(2)章と23章に準拠して，除外された治療のために民間健康保険が引き受けるべき責任は，長期治療保険の規制のための連邦憲法裁判所（連邦憲法裁判所判決（BverfGE）の103号と197号）によって展開された基準に従って想定することができる．結局，長期治療保険の場合のように，問題は国家機関の社会的責任として考えられる全体的な人生リスクの保険であり，またこのような目的のために，強制保険の導入は不当な負担を当事者に課すことがあってはならない．

すでに疾病にかかっている人もまた，保険に加入する必要があり，また民間保険会社は彼らとの契約締結を強制されることになる．連邦憲法裁判所は，強制長期治療保険に関する類似の義務を，過渡的措置として許容されるものとみなしている．

契約上の自律性の制限は，特定治療レベルの法的是正によって最小限の保険として課されるべきである．この保証は徐々に，固定助成金制度に基づくようになり，そのため，もし個人的被保険者が歯科医手数料規則に基づく特定の治療を要求した場合は，彼らもまた，実際の請求額の割合による返済ではなく，自身の診断に基づく一定の固定額のみを受け取ることができる．

5）提案の段階的な実現

費用返済を伴う診断ベースの固定助成金システムに従って，歯科専門職はドイツにおける歯科治療が段階的に民営化されることを支持している．

第1段階として，補綴および歯列矯正治療は，公的医療保険により補償される項目リストから除外されるべきである．民間保険会社は，財政保護を患者に提供することができるようになり，診断

ベースの固定助成金システムにより，これはすぐにでも実現可能である．患者は，歯科医手数料規則に基づいて歯科医師から直接的に治療請求をされることになる．

第2段階は，以下のことを認めたすべての歯科治療項目のための包括的な費用返済システムの導入であろう．
・子どもと青年のための予防，検査および治療
・腫瘍，後遺症，遺伝的先天奇形のため必要とされる治療

これらは，公的医療保険リストに含まれる現物給付制度に残る．

費用返済を伴う診断ベースの固定助成金システムに従った強制保険は，保存治療，外科的治療，歯内治療，および歯周治療に適用される．患者はすべての治療に対して，私的料金基準に基づいて歯科医師から直接的に請求されることになる．

標準的固定助成金を用いた費用返済システムに基づいて，すべての被保険者は，一定の診断を根拠とした，一定の固定助成金を得る資格を有するようになり，免許を有する特定の健康保険歯科医師に開業医の選択肢を制限することは，もはや必要なくなるだろう．そのかわりに，被保険患者は歯科医師との契約が個人的なものとなるため，彼らが信用する歯科医師に行くことも可能となる．そして患者は，治療そのものに対して支払い，その後に，彼らの疾病金庫から固定助成金の合計額を返済されることになる．結果として，健康保険制度に基づく歯科治療に関する特別な許認可手続きおよび需要計画は，時代遅れとなるにちがいない．またこれは，健康保険制度における歯科治療の法律上・契約上の保証の全体的制度が実際に時代遅れになったことと同じである．

健康保険歯科医師の地位の廃止に伴って，公法に基づく法人としての健康保険歯科医師の地方協会に対する需要も同時になくなるであろう（p.17 Ⅱ-1-3）章参照）．しかし，被保険者および歯科医師に助言を与える機能は残されて，歯科医師会（p.15 Ⅱ-1-1）章参照）に移管される．さらに，歯科医師会は，共同団体（かつての連邦委員会）において公的ベースで，疾病金庫の代表および，できれば患者の代表とも，固定助成金制度により補償される治療項目を決定するために連携することができるようになる．

個人の自律と責任を特徴とする費用返済システムを実現する最終段階では，歯科医手数料規則は，歯科治療の請求用ベースとしては廃止されることになる．これは，患者の全体的契約自治の回復においても重要な要素となるにちがいない．

4. 要 約

保健医療改革における現在の難しい局面があったために，歯科医療制度の展望について議論することとなった．本章の第1節最初の章で示したように，独立専門職としての歯科医師の地位は，次第に制限され機能化される見込みである．歯科専門職に適用される法律の欧州連合化は，歯科医師に独立専門職者として非常に有利な展望を与えてくれそうである．予防への集中化が進むことによるだけでなく，特に人口統計学上の傾向とそれに関連した疾病分布変化によって，歯科専門職は変革を余儀なくされている．治療需要の重要性の結果的変化の説明を第2節に記載した．第3節に，「費用返済を伴う診断ベースの固定助成金システム」という歯科専門職の提案を，改革の重要な青写真として提示した．

参考文献

1) Kassenzahnärztliche Bundesvereinigung (ed.): KZBV Jahrbuch 2002. Statistiche Basisdaten zur vertragszahnärztlichen Versorgung. Cologne 2002
2) Reich, E., Micheelis, W.: Die Ergebnislage aus Public Health-Sicht. In: IDZ, Institut der Deutschen Zahnärzte (ed.): Dritte Deutsche Mundgesundheitsstudie (DMSⅢ). Ergebnisse, Trends und Problemanalysen auf der Grundlage bevölkerungsrepräsentativer Stichproben in Deutschland 1997. Cologne 1999, pp. 509-516
3) Sachverständigenrat für die Konzertierte Aktion im Gesundheitswesen: Bedarfsgerechtigkeit und Wirtschaftlichkeit. Gutachten 2000/2001. Vol.3: Über-, Unter- und Fehlversorgung. Ⅲ. 4. Zahn-, Mund- und Kieferkrankheiten

4) Schimmelpfeng-Schütte, R.: Der Arzt im Spannungsfeld der Inkompatibilität der Rechtssysteme. Medizinrecht 2002, p. 286 ff.
5) Sodan, H.: Freie Berufe als Leistungserbringer im Recht der Gesetzlichen Krankenversicherung. Tübingen 1997
6) Tettinger, P.J.: Grundfragen Zahnärztlicher Freiberuflichkeit. Medizinrecht 2001, p. 287 ff.
7) Tiemann, B.: Rechtsgrundlagen und Zukunftsoptionen einer Europäischen Sozialunion. In: Boskamp, P., Theisen, H. (eds.): Krisen und Chancen unserer Gesellschaft. Berlin 2002
8) Ziller, S., Micheelis, W.: Demographic trends and future requirements applicable to prevention-oriented dental care in old age: summary and prospects. In: IDZ, Institut der Deutschen Zahnärzte (ed.): Kostenexplosion durch Prävention? Orale Gesundheitsgewinne im Alter und versorgungspolitische Konsequenzen. Cologne 2002, pp. 117-125

索 引

〈あ行〉

頭割り料金　65, 67
アデナウアー（Adenauer）　57
アビトゥーア　3

医業専門職　71
医師　3
一般病理学　78
医療過誤　47
医療保険　54
医療保険改革法　35
医療保険継続発展法　13
医療保険構造法　13, 35, 39, 41
医療保険費用抑制法　13, 61
インセンティブ　67
インプラント治療　36

う蝕　75

エアフルト総会　4
エックハルト・ホイザーマン（Ekkhard Häussermann）3, 9, 10
エナメル質硬化促進　36
エルンスト・フォルストホフ（Ernst Forsthoff）　58

欧州競争法　74, 75
欧州共同体　62, 74
欧州裁判所　63
欧州司法裁判所　74
欧州法　62, 64, 74, 75
欧州連合化　74
欧州連合加盟国　63, 74
欧州連合条約　63

〈か行〉

改革機能　64
開業パートナーシップ　33
会社組織モデル　56
ガイドライン　39
科学団体　20
学術団体　15

季刊ドイツ歯科医術　4
旧帝国保険令　42

給付　61
供給過多　32
供給不足　32
供給誘発要求　40
競争原理のモデル　58
競争本位　80
協調関係　55
共同自治　25
均一料金制度　68
緊急の正当性　48

組合協同体主義　54, 56
クルト・プロスカウアー（Kurt Proskauer）　10
クルト・マレツキー（Kurt Maretzky）　10

経済　56
経済的基準　62
経済的規制　73
経済的独立　71
経済的不足　56
ゲオルク・ヴィルヘルム・フリードリッヒ・ヘーゲル（Georg Wilhelm Friedrich Hegel）　5
外科医　1
外科的治療　36
月給ベース　66
健康維持機構　66
健康保険改造法案　57
健康保険費用抑制補正法　41, 61
現物給付　39, 40, 60, 61, 73
現物給付原則　59
現物給付制度　60
権力政治　56, 57

口腔衛生　36
口腔外科医連邦協会　20
口腔整形外科ドイツ学会　20
口腔予防　20
公衆衛生歯科医師連邦協会　20
構造上の問題　54
構造モデル　57
公的医療保険　6, 21, 62, 81
公的医療保険開業医　11
公的医療保険制度　37, 59, 82

公的医療保険制度医療保健改革法　35
公的医療保険制度改革法　41
公的医療保険制度再編法　35
公的義務　62
公務員給付金　25
コール判決　63
国際比較　51
コスト削減方針　64
国家保険規約　7
固定助成金　79, 83
固定助成金制度　82
固定助成金モデル　68

〈さ行〉

財政政策　79
財政問題　57

自営歯科医師　12
歯科　4
歯科医学　78
歯科医業　28
歯科医師　1, 3, 25
歯科医師会　4, 15
歯科医師職業組合設立令　5
歯科医師人口密度　53
歯科医師専門職化　1
歯科医師の権利　48
歯科医師報酬　63
歯科医手数料規則　41, 43, 71, 81, 82, 83
歯科医療　6
歯科インプラント学ジャーナル　20
歯科疫学的研究　76
歯科開業　29
歯科技工　61
歯科技工士組合連邦協会　43, 46
歯科技工所業務　44
歯科技工所作業　43
歯科技師　1, 4, 8
歯科口腔医科アカデミー　20
歯科口腔医科国際オンライン・アカデミー　20
歯科診療法　4
歯科専門職　70
歯科治療　46

歯科治療項目リスト　36
歯科治療の進展　34
歯科治療費　53
歯科統一診療報酬表　9, 34
歯科病理学　78
歯科品質局　19
歯科補綴　36
資金　22
資金団体　23
歯周疾患指数　77
歯周病　42, 78
実践　28
質的欠陥　65
質の保証　44
疾病金庫　7, 22, 25, 40, 41, 45, 57
疾病率分布　75
指定口腔疾患　75, 76
私的料金基準　48, 49
自発的職業組合　19
市民契約法　46
諮問委員会　26
社会的法的関係　60
社会保障法　62
自由業　71
集団協約　39, 60
集団協約モデル　55
充填物　43
修復歯科治療　35
守秘義務　47
生涯研修　30, 31
生涯研修の義務化　31
商業　3
情報関連義務　48
職業　71
職業資格　71
職業選択　72
職業団体　15
職業倫理　56, 58
助手　29
歯列矯正治療　34, 36, 42
歯列矯正適応症群　42
診断ベース　68, 80
診療技工所　43
診療所の開設　31
診療の質　65
診療報酬表　65

制御機能　63
政治的失敗　68
制度的機能　73

潜在的矛盾　62
専門的開業　72

操車場の原理　64
組織　15
組織構造　55
組織構造モデル　58
卒業試験　28
卒後研修　30

〈た行〉

代替金庫　7, 13, 23
代理現物給付　41

中央在籍権授与局　28
超過コスト　81
超過料金　42
超過料金オプション　42
超過料金の合意　42
治療義務　60
治療契約　47
治療費分配基準　39
治療費用効率　63

定員規則　28
帝国保険令　34, 61
低所得制限　22
テオドア・ブランク（Theodor Blank）57
テオドーア・エッシェンブルク（Theodor Eschenburg）58
デッカー判決　63

ドイツ健康保険歯科医師国家連盟　8
ドイツ健康保険歯科医師未許可開業者協会　12
ドイツ口腔衛生研究　77
ドイツ再統一　13
ドイツ歯科医学会　18
ドイツ歯科医師委員会　11
ドイツ歯科医師緊急協会　12
ドイツ歯科医師経済同盟　4, 6
ドイツ歯科医師国家委員会　7, 8
ドイツ歯科医師職業組合委員会　11
ドイツ歯科医師中央連盟　3
ドイツ歯科医師中央連盟報告書　4
ドイツ歯科医師独立協会　12, 19
ドイツ歯科医師連盟　4
ドイツ歯科顎顔面科学協会　20

ドイツ歯科顎顔面外科協会　20
ドイツ歯科矯正医職業協会　20
ドイツ歯科ジャーナル　9, 20
ドイツ歯科抜歯者組合　3
ドイツ歯科労働委員会　19
ドイツ歯周病学会　20
ドイツ自然療法歯科医師連邦協会　20
ドイツ修復歯学会　20
ドイツ歯・口腔・顎医学会　4
ドイツ保険医協会　10
ドイツ保険歯科医協会　9, 10, 34
ドイツ補償銀行　33
ドイツ連邦歯科医師会　11
ドイツ連邦歯科医師連盟　10, 11
投資形態　31
登録規定　28
独占的財産　1
特定歯科治療　80
特別規定　42
特別義務　47
特別制度　25
独立専門職　70
ドミニク・グロース（Dominik Gross）7

〈な行〉

ナチズム　9

年齢制限　72

ノルベルト・ブリューム（Norbert Blüm）58

〈は行〉

バーデン　5
パートナーシップ団体法　71
ハインリヒ・ブリューニング（Heinrich Brüning）9
抜歯屋　1, 3
反対給付　61

ビスマルク　6
ヒトラー（Hitler）9
被保険者　21
評価委員会　26
費用効率　44, 46, 62
費用効率監査　45

索　引

標準料金　49
費用対効果　44
費用返済　40, 81, 83
費用抑制法　35
品質保証　46

複合的報酬　67
負担率の安定　65
復興のための債権施設　33
フッ素　75
ブリューニング政権　8
プロイセン医療規正法　1
プロイセン帝国　5
プロイセン料金体系　9
プロイセン料金表　34

包括契約システム　55
包括報酬　39, 60
報酬　48, 65, 73
報酬額　48, 49
報酬形態　67, 68
報酬制度　63, 65, 66
報酬分配基準　17
法人組織モデル　58
法人団体　55, 56
法的上限固定　81
法的地位　70, 72
法的矛盾　61
法的枠組み　70
保険医・保険歯科医　37, 39, 70, 71
保険医協会　8
保険医法　11, 55
保健医療協調行動会議　26
保健医療構造法　32, 40
保健医療サービス　57
保健医療政策　54
保険医療制度　65
保健医療制度現代化法　62
保健医療費　51
保険医療費　58
保険開業医　46
保健経済学　78
保険歯科医　7, 40
保険歯科医協会　17

保険歯科医手数料規則　9, 34
保険者　21
補足的歯科保険　24
保存治療　77
保存的治療　36
補綴　61
補綴治療　34, 35, 37, 42, 61, 77, 78
ホルスト・バイアー（Horst Baier）　59

〈ま行〉

マクロ構造　51
マクロ社会的　59, 64
マクロ変数制御能力　65
マクロレベル　51, 66

ミクロ経済　65
ミクロレベル　51, 66
未来形態　79
民営化政策　54, 55
民間医療保険　24
民間医療保険協会　24
民間健康保険　82
民間保険　81, 82
民主歯科協会　19
民法基準　62

無料医療保障　25

メゾレベル　51
免許規約　30
免許更新　72

モチベーション機能　63

〈や行〉

養成　28
ヨーロッパ再生計画　33
予算原則　73
予防　76, 78, 79
予防指向　80
予防処置　36

〈ら行〉

ライプツィガー同盟　7, 8

利害関係　55
リスク要因　76
立証基準　45
料金基準　66
料金ベース　65
臨床研修　31

累減ポイント価値　40

歴史的経緯　1, 34
歴史的背景　1
連帯強化法　41
連帯団体　80
連邦委員会　25
連邦概要規約　42
連邦歯科医師会　16
連邦仲裁会議　26
連邦保険歯科医協会　9, 10, 11, 18, 43

ロバート・レウ（Robert Leu）　51
ロベルト・フェンター（Robert Venter）　10

〈わ行〉

ワイマール共和国　3, 8
割合ベース　80
割当金庫　21

〈欧文〉

CPI　77
DMF-T　76
GDP　51
KAZGO 制度　12
OECD 加盟国　51
PREUGO 制度　12

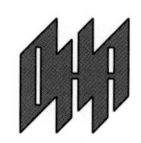

翻訳者

下野　正基

1970年　東京歯科大学卒業
1991年　東京歯科大学教授（病理学）
2003～2006年　日本歯科医学会総務理事
2005～2008年　世界歯科連盟（FDI）理事
2006年　日本学術会議連携会員

ドイツの歯科医療システム

2009年1月30日　第1版・第1刷発行

翻　訳　下野　正基
発　行　財団法人　口腔保健協会
〒170-0003　東京都豊島区駒込1-43-9
振替 00130-6-9297　Tel.03-3947-8301（代）
Fax.03-3947-8073
http://www.kokuhoken.or.jp/

乱丁，落丁の際はお取り替えいたします．　　印刷／教文堂・製本／愛千製本
©Masaki Shimono, 2009, Printed in Japan ［検印廃止］
ISBN 978-4-89605-248-0　C3047

本書の内容を無断で複写・複製・転載すると，著作権・出版権の侵害となることがありますので御注意下さい．
JCLS ＜日本著作出版権管理システム委託出版物＞
本書の無断複写は，著作権法上での例外を除き禁じられています．複写される場合は，そのつど事前に日本著作出版権管理システム（Tel. 03-3817-5670, Fax. 03-3815-8199）の許諾を得てください．